JN254858

岩崎 淑
Shuku Iwasaki

楽興の瞬間（とき）

Moments
Musicaux

春秋社

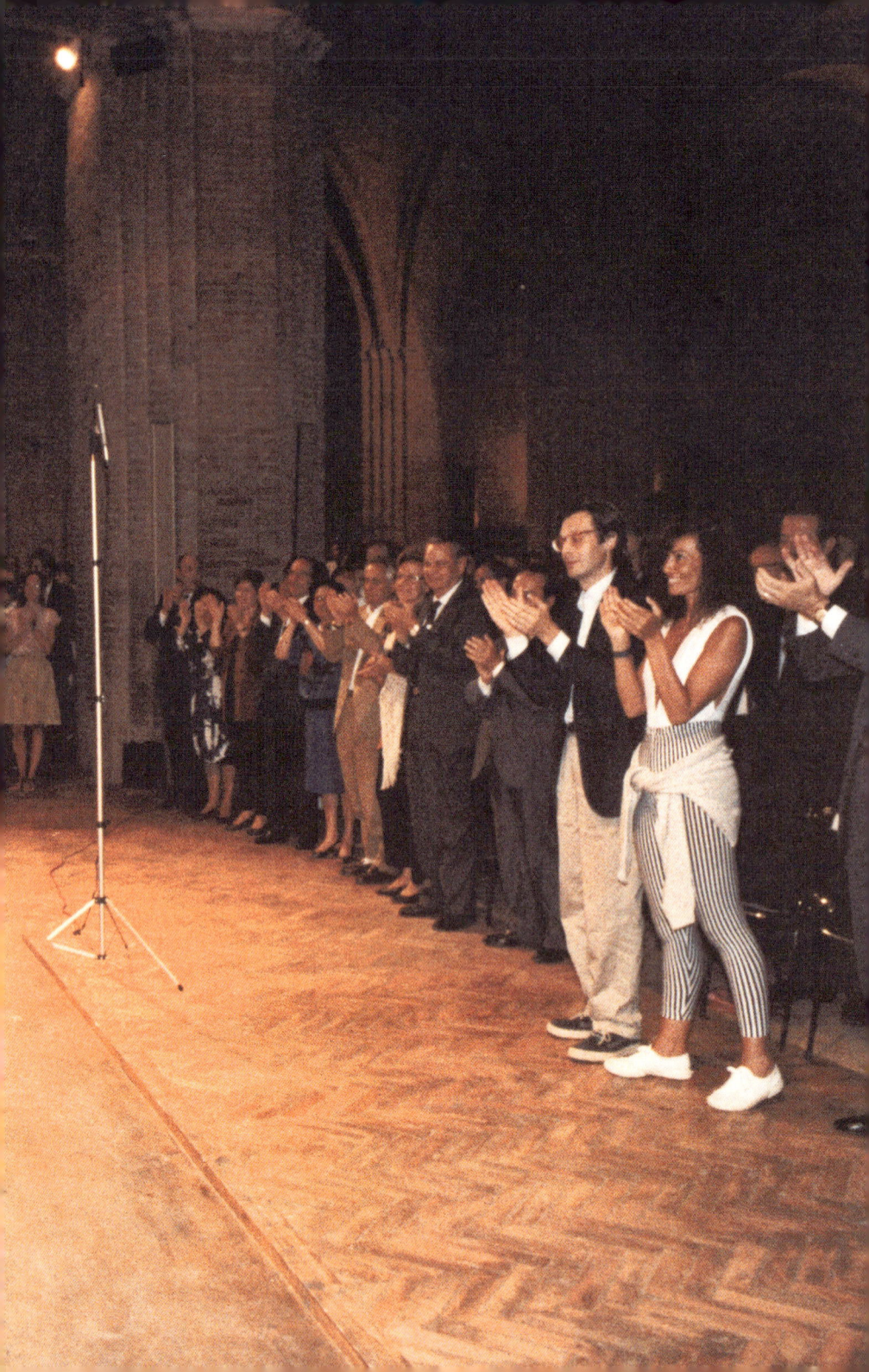

在宅復帰支援

思いのほか自宅に帰れます

和田忠志 編

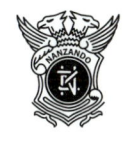

南山堂

執筆者一覧 （五十音順）

井上　弘子　柳原リハビリテーション病院地域医療連携室　室長

太田　克也　恩田第2病院　院長

小原　淳子　国立長寿医療研究センター在宅医療支援病棟　副看護師長

壁村　哲平　福岡県済生会二日市病院　院長代行

亀井　克典　医療法人生寿会　理事長
　　　　　　かわな病院地域包括ケア支援センター　センター長

楠窪　佳子　福岡大学西新病院地域連携室　地域連携担当師長

古城　敦子　名古屋第二赤十字病院患者支援センター　副センター長・
　　　　　　看護副部長

關　真美子　佐久総合病院　統括看護部長

千田　一嘉　国立長寿医療研究センター在宅連携医療部

高林克日己　三和病院　顧問／千葉大学　名誉教授

田中久美子　北島病院リハビリテーション部　部長

谷水　正人　国立病院機構四国がんセンター　院長

田村　里子　WITH医療福祉実践研究所がん・緩和ケア部

塚川　敏行　名古屋第二赤十字病院地域医療連携センター　副センター長

冨田雄一郎　国立長寿医療研究センター看護部　師長

永井　智江　国立長寿医療研究センター在宅連携医療部

長島　公之　長島整形外科　院長

野田　正治　野田内科小児科医院　院長

早坂由美子　北里大学病院トータルサポートセンターソーシャルワーク室

平野　玲子　かわな病院緩和ケア・在宅療養支援センター　副センター長

古屋　聡　山梨市立牧丘病院整形外科

北條美能留　出島病院　院長

松本　武浩　長崎大学病院医療情報部　准教授

三浦　久幸　国立長寿医療研究センター在宅連携医療部　部長

和田　忠志　いらはら診療所在宅医療部　部長
　　　　　　国立長寿医療研究センター在宅連携医療部

― 推薦の言葉 ―

「はじめまして，おうちに帰ることをお手伝いする看護師です！」

2002年，「退院支援」なんて言葉もまだなかった時代，それまで院内で孤軍奮闘していた医療ソーシャルワーカー（MSW）と一緒に，病棟から「退院困難患者」として支援依頼が入る患者・家族に，こんなあいさつをしていた．

「えっ，帰れるの？」と笑顔になる患者，「大丈夫でしょうか？」と不安いっぱいの家族．専門医と，大学病院の経験しかない看護師たちと，「治癒できない病気・生きづらさに折り合いをつけながら，どんな暮らしを送ることができるのか，患者にとってのこれからの人生を再構築するのが退院支援だ」という共通認識をもち，チームカンファレンスや，病状の説明場面からの同席といったさまざまな方法で，「在宅移行支援」に取り組み始めた．

今では，診療報酬の後押しも大きく，退院支援に取り組んでいない病院はないと言っていい．しかし，「誰のための退院調整？報酬請求が目的になってない？」と嘆く声も聞こえてくる．これでは，なるべく，望む暮らしの場で安心して豊かに生き続けること（aging in place）にはつながらない．在宅療養移行は，患者・家族を真ん中に，病院医療者と，受け手側の在宅医療やケアチームとが，連携そして協働して取り組めているかが，カギであると考えている．

この書籍では，早期から実践されてこられた病院のさまざまな在宅復帰をサポートするための取り組みが紹介されている．病院だけではなく医師会や地域支援者と共に，ICT（情報通信技術）も含め，地域みんなで行う在宅復帰支援への取り組みになっていることが意味深い．退院直後の不安定な時期に，集中的に医療や看護が提供されることで安定在宅着地を目指す支援や，在宅療養をバックアップする入院支援という形についても紹介されている．

皆さんの病院，そして地域全体で，できていること，課題は何ですか？

2018年4月から「在宅医療・介護連携推進事業」が全国市区町村で稼働する．市町村が音頭をとりながら，在宅療養移行支援が，患者さんの笑顔につながるよう取り組んでいただきたい．

在宅ケア移行支援研究所 宇都宮宏子オフィス代表　宇都宮 宏子

― はじめに ―

本書は，病院スタッフのための在宅医療連携の書である．

現在，在宅医療は，官民あげて推進されている．これまでの在宅医療推進は，とりわけ，在宅医療従事者に着目して行われてきた．しかし，在宅患者の多くは「病院」において発生する．

そして，患者が自宅に帰れるかどうかは，「病院のスタッフが在宅療養を想定して退院支援をするかどうか」にかかっている．病院スタッフが，在宅療養可能な患者を適切に見出し，在宅医療に円滑につなげてくれることで，それは実現する．

平均在院日数の短縮要請や，在宅復帰率などの診療報酬上の新たな制約に応えるべく，病院連携担当者は日々，努力を重ねていると思う．しかし，在宅医療は病院スタッフからは遠い存在であり，在宅医療連携にとまどいを感じる医師や連携担当者は少なくないと思う．本書は，そのとまどいに，一つの指針を与えると思う．本書では，高い理念をもち，豊富な在宅医療連携の経験のある病院スタッフの方々に執筆をお願いし，実践的立場から退院支援をリアルに記載している．

また，患者に在宅医療が開始されてからは，病院には「在宅医療を支援する機能」も期待される．在宅医療は，病院との連携によって，より力を発揮する特性をもつ．病院の意識的な取り組みにより，在宅医療は豊かな内容となり力強く推進される．これからの在宅医療の課題は，在宅医療現場の課題とともに，病院医療従事者の課題でもある．

本書は，入院治療に携わる医師，医療ソーシャルワーカー（MSW），連携担当看護師の方々の「在宅医療連携の苦悩」に応えうるものと信じる．時代の要請に応える病診連携の羅針盤として，本書を世に送りたい．

2018 年 3 月

和田 忠志

目　次

Ⅱ. 病院や職種の特性を活かした支援の実際

III. 退院調整の実際
— effective discharge management —

Ⅳ. 病院の行う在宅療養支援とは

V. これからの病院・在宅医療連携を見すえて

連携担当者の
「極意」と「心得」

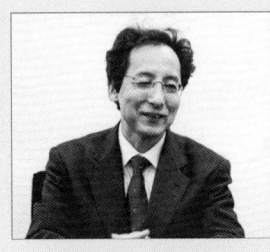 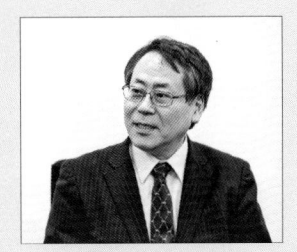

和田忠志 氏　　　　谷水正人 氏

連携担当者の「極意」と「心得」

〔**谷水**：谷水正人，**和田**：和田忠志〕

和田：今日はよろしくお願いします．

　谷水先生は「専門医から見れば煩わしい，連携とか，連絡とか，調整というのは，連携セクションで全部やります．専門医には専門医としての力を出し切ってもらうという方針でやっています」とおっしゃっています．この話は非常に興味深いと思います．

　"多くの連携担当者は苦悩している"というのが私の認識です．専門医は専門医療に関心があるので，なかなか連携などに関心をもってくれない．一方，地域の先生や，医師会の先生からは，連絡調整に対するさまざまな要請がくる．その板挟みの中で，非常に誠実にやっているにもかかわらず，連携担当者は大変苦悩なさっている．

　でも，おそらく先生のやり方は，そういう苦悩とはちょっと違うような気がしています．もちろん，多くの苦労があるとは思いますが，むしろ先生は「病院のスタッフを楽にする」ことで連携を進めているわけです．そこのところのコツのようなものを，ここでぜひ，ご披瀝いただければと思うのですが．

谷水：なるほど．そもそもの大前提として「在宅連携が大事であること，地域包括ケアシステムに至る医療と介護の一体改革の中で，自分たちの医療もその一部なんだという認識」は，専門医の先生にもきちんともってもらう必要があると思っています．

　今は，専門医だからといって，それだけをやっていれば済む時代ではないことは訴えていかないといけない．その意味で，「専門医の先生方には，医師会に何らかの形で出向いて，専門知識を医師会の先生方に披露してほしい，ここまで医療ができるんだということを伝える努力をしてほしい」と，私はお願いしています．専門医といえども，地域の先生方の声を直接聞く機会は必要ですし，周りの状況も少しは勉強してもらわないといけないと思っています．

　ただ「連携を図る」ということは，専門医にとっては大変な作業です．今までは，専門医は，検査データを把握し，患者さんへの説明は自分が

行うので，それを理解して守ってもらえばよかった．しかし昨今では，患者さんに加えて，連携先の先生にも説明しないといけない．さらに，その先生との意見に食い違いが生じると患者さんには混乱をきたす．また，向こうにお願いしていたデータを把握しないといけない．情報を共有するということはすごく大変な作業です．

　そこをきちんと解決してあげないと，専門医の先生にとっては，連携は「自分の本来の関心事」ではないし，日々忙しく，激しい競争の中でしのぎを削っている先生方に，負担をかけるようなことはできません．私たち連携担当者が「そこのところは全部やりますよ」という体制をつくっていかないといけない．そういう思いで活動してきました．だから僕は，院内の人間に対しては「何のサポートも得られない中で苦労する連携なんかはやめておいたほうがいい」とずっと言い続けたんです．「体制が整わない中で現場が大変な苦労をするのはナンセンス，それは病院の仕組みが悪いんだから，個人が犠牲になる必要はない」と．それでも，連携体制はでき上がった．

和田：具体的にはどのような工夫をなさったのでしょうか．

谷水：たとえば，メディカルクラークがある一定期間の紹介状の実態を調査してくれました．

　連携パスを開始する前は，1人の患者あたり，2通の紹介状だけを書けばよかったものが，連携パスを始めると同じ期間で12通必要になっていたんです．医師は紹介状を12通書かないといけない．これは大変です．そこで，どう省力化するかを考えたわけです．

　連携する場合，一連の治療の流れの中で，医師が本当に書かないといけない紹介状はどこかをみたら，この色（■）が付いている所だけでした（図1）．ほかの書類は定型化して，メディカルクラークが書いて，それを医師がチェックして捺印するだけで済む．すると診療情報提供書の94％はメディカルクラークで代行できる．ドクターが作成するのは，結局2通となり，数は元に戻った．

　同じように，検査も今までだったら「院内ですべての検査をしていた」から，全部わかっていたのに，今では「連携先の検査結果の確認」が必要になってしまった．けれど，メディカルクラークが検査の重複を指摘し

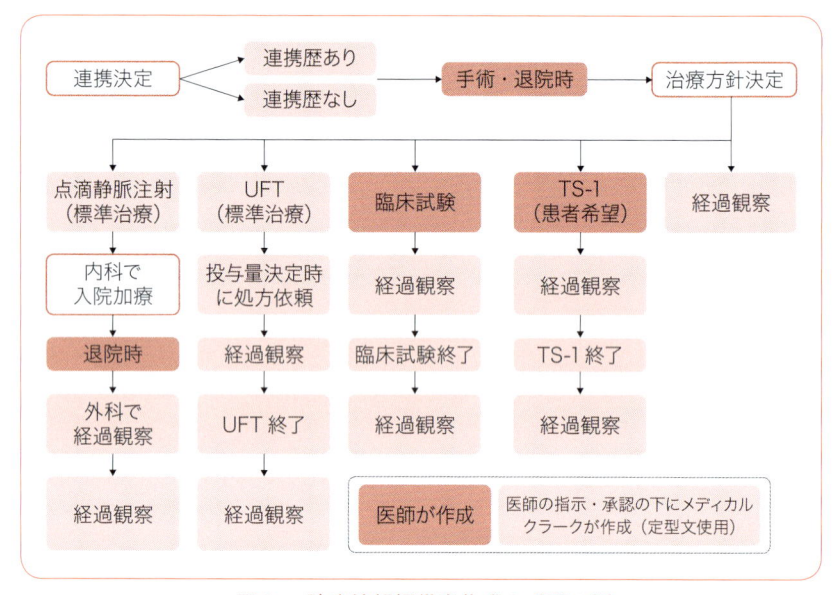

図1　診療情報提供書作成の手順の例
・UFT（化学療法薬の名称）　・TS-1（化学療法薬の名称）

てくれれば，こちらに受診した時は「検査予定を削除しておいて」と言う
だけで済む．「連携先と自院のデータを比較して腫瘍マーカーが上がって
いる」といったことも，メディカルクラークが全部チェックして，医師に
連絡するようにすれば，医師は「患者さんに（本来の予約日程より）早め
に来てもらおう」という判断ができる．

　こちらとしては「連携先で継続して診てもらっている」と思っていた患
者さんが，脱落や転居していることもある．また，近くのかかりつけ医
が代わっていたりして「実は，受診していなかった」ということもある．
連携する以上，「連携の質」を保障するのは，診断をし，治療をした専門
医の責任です．「連携をしたから質が下がる」ようなことになってはいけ
ないです．そのために，連携室の事務の担当者がフォローします．

　患者さんの治療状況は，自分で診た分は自院のカルテを見れば済むけ
れど，相手から届いた情報を把握して，「どこが漏れているか」をチェック
するためには，メディカルクラークの力を借りないといけない．そういう
バックの作業をきちんとしない限り，連携の「質の保障」はできません．

　そういった作業をきちんとやる意味でも，連携室の体制はやはり必要で，病院としての協力がいるわけです．（対談当時，副院長の）僕なんかは協力を得やすい立場にあるけど，人を簡単に増やせるわけじゃないし，人事的に人員増加を行うのは，大変です．一般病院で連携の調整をする人に，サポートを得られる人が一体どれだけいるのかと言うと「その人ばかりが苦労」して，今話したような作業を，おそらく不完全だと思うけど，1人でやっているわけです．そんなことでは疲弊します．だから僕は，連携パスの責任者でありながら，院内で「連携は無理だ」という主治医に向かっては，「余分な苦労をしてまでやることではない．先生は責任をもって目の前の患者さんを診てほしい」と返していました．その間に僕はシステム構築をして「その先生が苦労せずに連携できるところまでもっていく」わけです．「これは連携したほうが楽だな」と思ってもらったらあとは大丈夫です．「連携したほうが自分の事務作業もずいぶんと楽やん」と思ったら，その先生は連携を始めるようになるわけです．

和田：その人が，楽だと感じるようにシステムづくりをするということですね．

谷水：人間であれば「楽に効率よくできる」方を選ぶでしょう．だから「どうすれば効率的にできるようになるか」を考え，そのように環境を整えればいい．そうすれば「自然にそちらに流れる」わけです．とはいえ，僕らもまったく発展途上です．自然にできるようなところまでは，まだ，いけていません．

　当院でも，肺がんと前立腺がん以外，連携パスはほとんど稼働していません．だけど「ぱっとフタを開けると，こういうふうなことができるようになっていたことがわかった」ら，一気にそっちに流れるでしょう．そういう形にもっていくところまで，僕の今の立場でいえば「チャンスを待ってる」だけです．「楽な方向に流れる」という人間の性質を利用しているだけです．そうでないと，これだけお金も体制も厳しく，疲弊していくしかない中で，「新たに何かやる」のは無理だと思っています．病院全体としてはまだ山は越えられていません．

和田：連携担当者の苦悩とは…．

谷水：今，連携に困っている人たちは助けが得られないことで困っています．連携を進めるためにはある程度の苦労は必要だと，無理して人を説得しようと一生懸命やってます．そういう人たちにはつぶれないでほしいと

思います．難しいところだけど無理なくというか，無理をしない範囲でやる．あるいは「成果が出せるところで妥協しよう」と言いたいです．

和田：頑張ってほしいんだけど，周りに理解がなく，サポートも得られない．

谷水：それが問題なんです．周りに理解がないときには，その人も頑張りどおすのはやめたほうがよい．状況が見えないまま1つの方法に固執することがないように．限界があるのは当然です．頑張っても目的が達成できない主な原因はその人の置かれた状況があるんだから，「その状況の中で何ができるか」を，一歩引いて考えてほしいです．体制が整わない中でも諦めずにいれば理解・協力してくれる人は不思議と出てくるものです．私は，攻撃されたとき矢面に立つ姿勢と，いつでも責任はすべて負う覚悟はもっていますが，決して私1人が苦労しているわけではありません．仲間と一緒に苦労するわけです．いつの間にか仲間が増え，周りに助けられたり，軌道修正したりして少しずつ前進している感じです．

　構造構成理論*に「方法の原理」というのがあります．「目的が決まり，状況を把握すれば方法の有効性は決まる」というものです．状況が変わっているのに方法を変えられないというのは，よく陥りやすい落とし穴です．それでは目的は達成できません．連携も，常に拡大しつづけられるわけではありません．時には後退し，修正し，工夫し，待つことも大切です．

　そういえば『修羅場の極意』（佐藤　優 著，中央公論新社）に書いてあります．「うろたえるな！　時を待て！　生き残りを懸命に考えよ！」と．最近は「連携」がもてはやされていますが，連携は今の医療の修羅場かもしれませんね．連携の極意が伝えられたかどうかはわかりませんが，主観的な感覚で振り返った話だと聞き流してください．

和田：先生は，人間のチームあるいは，集団の力動に深い洞察をもって，直接，間接に影響力を行使されているのですが，同じようにできる人は，そんなに多くはないかもしれません．

　でも，今日のお話は，行き詰まりを感じることも多い連携担当者にとって，大変参考になるのではないかと思います．ありがとうございました．

---

*『人を助けるすんごい仕組み ─ ボランティア経験のない僕が，日本最大級の支援組織をどうつくったのか』（西條剛央 著，ダイヤモンド社，2012）

I 病院・在宅医療連携の重要性

1 なぜ, 今, 在宅医療連携か

はじめに

　官民をあげて在宅医療が推進されている. 今日, 病院は患者を自宅に適切に退院させることが要請されており, そのことは, 診療報酬に反映されつつある. 病院退院患者の「在宅復帰率」を気にしている連携担当者も多いと思う.

　また, 地域包括ケアの重要性が強調され, 病院としてどのように地域包括ケアにかかわればよいか, 戸惑っている連携担当者も多いと思う. そこで, 今日的な在宅医療連携の課題についてまとめておきたい.

A 病院医療の確固たる地位

　わが国は病院医療が成功し, そのため多くの長寿の高齢者が存在し, もはや病院医療では有効に治すことができない老衰関連の状態像を呈する高齢者が多く存在している. そして, 多くの長命の高齢者は, 自宅あるいはそれに近い環境での療養生活を希望している.

　これは, わが国の病院医療の成功によってもたらされたものであり, それが一方で, 現代の在宅医療のニーズを形成している. その意味で, 病院医療と在宅医療は相反するものではなく, 相補的なものである.

B 専門医療の重要性について

　「専門領域に深い知識と技能をもち, 疾患を正しく診断して治療を施す」という医師の仕事は難易度が高く, 尊い仕事であり, それができるだけでも十分立派な医師だと思う. そして,「専門医療をしっかり行う」ことは病院の重要な役割である.

　一方で, 時代の必然があり, 在宅医療あるいは地域包括ケアとの連携が必要とされている. そのため, 連携担当者は「専門医療に専心する専門職がそれ以外のことに関心をもちにくい」ことと, 地域から求められる「地域包括ケアへの

貢献」の間で「板挟み」となり，時に苦悩を感じることは想像に難くない．

C 在宅医療連携は病院の専門医療機能を高め得る

前項に，専門医療に専心したい専門職が連携負担を負うことに抵抗感をもつことと，病院に要請される地域包括ケアへの貢献のすり合わせが必要であることは，一見，矛盾することのように思えるがそうではない．

本書執筆者の1人である谷水正人医師は，「専門医の先生には専門に専念してもらいたい．専門医が専門医療に専念するために，私たちのような連携担当者が居るのである．連携担当者は専門医から連携などの周辺的な仕事を取り去ることで，専門医の負担を軽減する．それにより，病院の専門医療機能を高める」という発想である．つまり「連携担当者の存在」が専門医療をより活かすという発想である．

また，在宅医療を積極的に行う東京都足立区の柳原病院の増子忠道医師は「在宅医療連携によって在院日数が減少し，多くの患者入院需要に応えられる」という認識である．つまり，病院周辺の在宅医療インフラが強ければ「入院治療後に障害が残った患者を円滑に退院させることができる」「急性期治療が終わりきっていない患者でも，退院させて事後の治療を在宅医療で継続してもらえる」という認識である．つまり，ある程度の力量のある在宅医療が周辺にあれば，それは病院の入院能力を高める作用がある．

D 病院の在宅医療支援機能

前項では，円滑な在宅医療連携が，病院の専門医療機能を高めたり，入院応需能力を高める可能性について述べた．一方，在宅医療側からしても，病院からの支援は欠かせない．在宅医療は，自己完結的に行えるものではなく，病院との連携によってより力が発揮できる．

病院による在宅医療支援には次のようなものがある．
①診療支援機能（急性期対応機能・診断機能）
②退院支援機能
③家族支援機能・レスパイト機能
④在宅医療そのものの支援機能

　これらは本書内の各論文で詳しく述べられるが，かいつまんで概要を述べておく．

❶診療支援機能（急性期対応機能・診断機能）

　在宅医療現場は，診断学的には十分な設備を行使できない現場であり，強力な治療も行うことができない．自宅で最期まで療養したい方も多く，強力な治療を望まない高齢者も少なくない一方で，「回復可能な急性の傷病を治療したい人」も多いのは当然である．

　在宅医療では有効な診断や加療が難しい場合，患者の診断・治療を病院で行ってもらうことは重要である．

❷退院支援機能

　連携担当者が在宅医療現場の実情をよく知っていると退院支援を円滑にでき，退院直後の在宅医療スタッフの負担を減少させる．

❸家族支援機能・レスパイト機能

　家族の休息目的などの「レスパイト」は，多くの場合，ケアマネジャーの手配によって介護施設へのショートステイ（短期入所生活介護，短期入所療養介護）として行われる．しかし，気管切開をしている患者，経管栄養を行っている患者，人工呼吸器を装着している患者など，医療依存度の高い患者は，介護施設へのショートステイが困難なことが多い．そのため，このような需要に応えている病院は多い．保険診療上は，社会的入院は（有床診療所以外には）認められていないため，検査入院などの名目で入院することになるが，このことも在宅医療サイドから見てメリットがある．つまり，在宅医療現場の日常診療では機器を用いた検査が困難なため，このようなレスパイト入院の機会を利用して，胸部 X 線検査などの画像診断をはじめとした検査を行ってもらうことは意義が大きいからである．

❹在宅医療そのものの支援機能

　在宅医療を行う医師の中には，医師 1 人の開業医も多い．この場合，24 時間対応を単独で行うことは困難である．もちろん，訪問看護ステーションや近隣の開業医との連携による 24 時間対応が模索される．

　加えて，病院が 24 時間対応の一端を担うことで，在宅医療を担う連携グループのトータルな能力を高めるといえる．この場合，病院医師が必ずしも臨時往診を行わなくても，随時の電話相談に応じたり，必要なときに入院応需してくれるだけでも，連携グループの能力が高まる．

〔和田忠志〕

はじめに

　筆者らは，拠点病院などから退院する末期がん患者が「自宅の快適さを享受しながら自宅で継続療養する」ことを目指して支援してきた．そして，可能であれば，最期まで自宅で過ごせる環境整備をしたいと考えて努力してきた．これまで，愛媛県東予・南予医療圏では，がん患者が自宅で最期まで療養することは，大変困難であった．そこで，筆者らがモデル事業として粘り強くかかわり，地域に働きかけることで，結果的に，それらの医療圏において，実際にかかわった患者の5割程度が最期まで自宅療養が可能になっている（**表I-2-1**）．複数の地域で，おおむね5割という結果が得られており，筆者は，地域の底力，かかりつけ医の力を改めて信じるに至った．地域の力をエンパワメントし，活かせば，自宅で多くのがん患者が最期まで療養できる．

　筆者らが行った活動を一言でいえば，「地域を知る」ことに尽きる．各々の地域をよく知り，地域の特性に合わせた退院支援を行い，適切に患者を地域へ戻

表I-2-1　在宅緩和ケア実績

地　域	実施期間	実施件数	死亡数	在宅死亡数	在宅看取り率
今　治	2012年5月〜2017年3月	76	71	36	51 %
大　洲	2012年5月〜2017年3月	86	71	36	51 %
八幡浜	2014年4月〜2017年3月	87	65	37	57 %
宇和島	2016年4月〜2017年3月	5	5	2	40 %

・今　治：自宅死 11.7 %，老人ホーム死 2.2 %（2014年）
・大　洲：自宅死 10.5 %，老人ホーム死 3.2 %（2014年）
・八幡浜：自宅死 16.0 %，老人ホーム死 5.1 %（2014年）

（ご提供：聖愛会松山ベテル病院 中橋 恒 氏）

すことができれば，地域の力を引き出し，がん患者が最期まで地域で療養できるのである．

A 愛媛県のがん対策

最初に愛媛県のがん対策のアウトラインについて述べる．

愛媛県のがん対策の仕組みは**図Ⅰ-2-1**のようになる．一番上の「愛媛県がん対策推進委員会」には，各分野の有識者のほか，「愛媛県がん診療連携協議会」として拠点病院も多く参加し，主要な政策を決めている．この下に，「在宅緩和ケア推進協議会」と「がん相談支援推進協議会」があり，それぞれ，地域の医療機関と，四国がんセンターなどのがん診療連携拠点病院が共同して活動している．愛

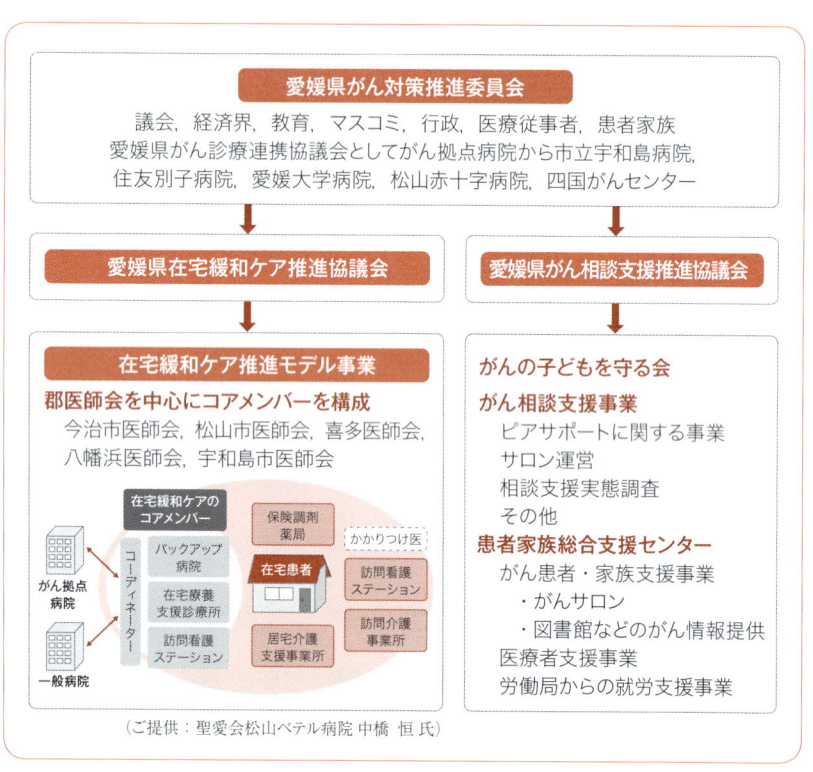

（ご提供：聖愛会松山ベテル病院 中橋 恒 氏）

図Ⅰ-2-1 愛媛県のがん対策の仕組み

媛県では,「在宅緩和ケア推進モデル事業」に取り組んでいるが,これを主に担うのが「在宅緩和ケア推進協議会」[中橋 恒 会長（聖愛会松山ベテル病院長）]である.

　拠点病院から構成される「愛媛県がん診療連携協議会」の体制は,図I-2-2である.この中に「がん看護専門部会」がある.全国でも看護の専門部会は少ないと思われるが,この部会があることで病院看護部の協力がスムースに得られていることも,愛媛県の特徴である.

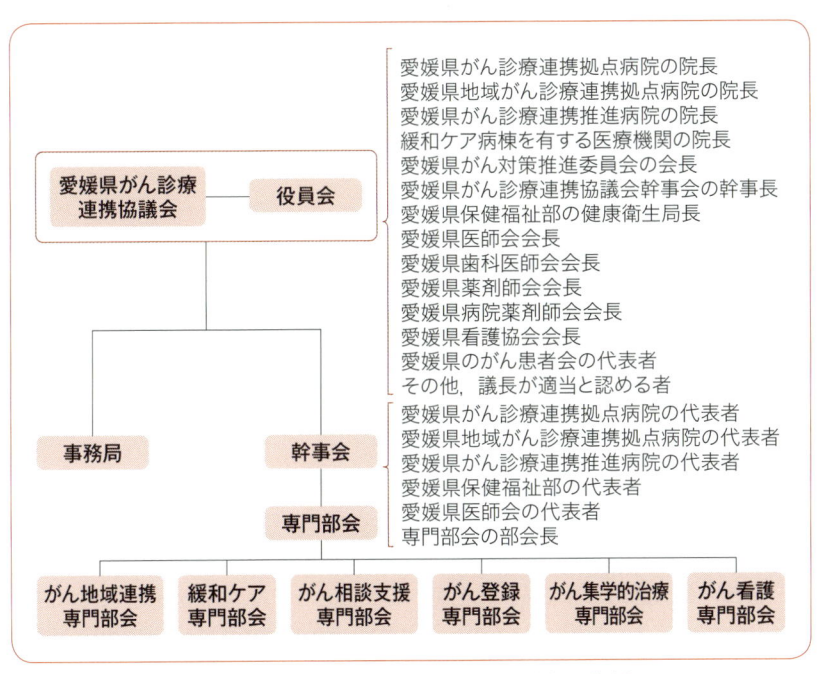

図I-2-2　愛媛県がん診療連携協議会の体制

・役員会1回/年,幹事会2回/年,合同専門部会2回/年.
・専門部会はそれぞれに個別で活動.
・活動状況は議事録などの形で http://www.shikoku-cc.go.jp/conference/上に公開.
　　　　　　　　　（愛媛県がん診療連携協議会のホームページを参照）

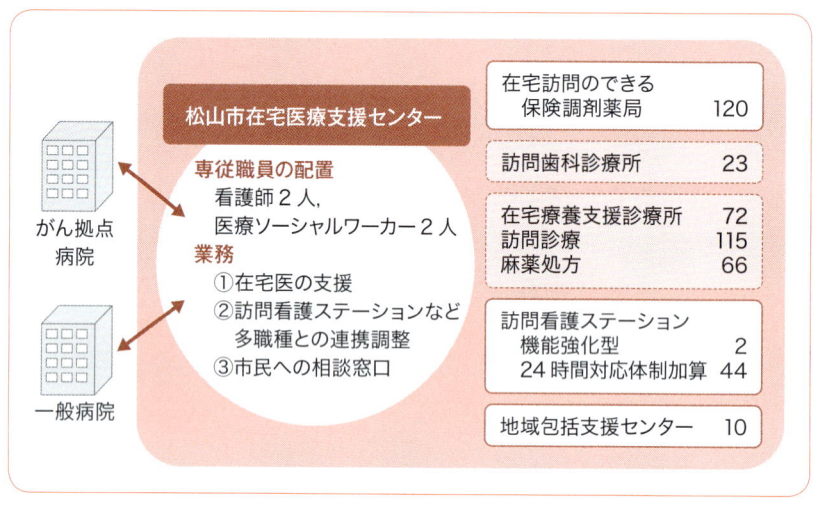

図Ⅰ-2-3　松山圏域（人口規模 60 万人）の在宅医療

B　愛媛県における在宅医療支援体制の整備

(1) 松山市

　愛媛県内で最もがん患者の支援体制が進んでいる松山市では，松山市医師会が松山市在宅医療支援センター（図Ⅰ-2-3）を運営している[1]．同センターは地域の調整機関として機能している．看護師2人，医療ソーシャルワーカー1人体制である．病院から松山市地域に患者を帰す場合には，同センターが最適な環境を整えてくれる．また，同センターは，公民館などで在宅医療の講座を行ったり，市民の相談窓口ともなる．在宅医への支援としては，「在宅医不在時に対応する副主治医の手配」や，「婦人科や皮膚科などの専門医手配」「訪問看護をはじめとする多職種との連携の手配」なども行ってくれる．また，携帯用の超音波機器，吸引器，胃瘻注入ポンプといった在宅医療に必要な機器の貸し出しも行う．

　松山市は医療環境も豊富で，1998 年から当院も医師会の会議に参加して体制構築にかかわってきたが，「医療側の都合で自宅に帰れない」ことはほぼない．

(2) 松山市以外の地域

　愛媛県の他地域でも，地域の医師会と共同し，「在宅緩和ケア推進モデル事

業」（中橋　恒 会長）を進めている．これは，退院患者を受け入れる側である「地域」に，コーディネーターとなる人を1人置き，当該地域の中心となる在宅療養支援診療所，薬局，訪問看護ステーションで「コアメンバー」を形成するものである．「ここに相談をすると，その地域に退院する患者を診ていく環境を整えてくれる」という体制をつくった．

　その結果，これまでがん患者が家に帰ることがほぼ不可能であった地域でも，このモデル事業にのれば患者の5割の方が最期まで自宅療養が行える状況になっている（表I-2-1）．地域ごとの支援体制のあり方のバリエーションは大きいが，それぞれの地域の方法に合わせて退院支援・自宅療養支援を行うことで，どこも「同じような成果」が得られている．

C　地域がん患者支援における「在宅緩和ケアコーディネーター」養成の重要性

　この「在宅緩和ケア推進モデル事業」では，コーディネーターの養成が大きなカギとなる．「在宅緩和ケアコーディネーター」養成に関しては，専門看護師，大学教授などの有識者にも入ってもらい，3年ほどかけて教育プログラムを作成した（開発は吉田美由紀 地域看護専門看護師らのグループ）．養成プログラムの全3回の研修を，1回でも欠席したら修了書がもらえないという厳しい条件を課している．こうして養成されたコーディネーターはエキスパートになっていき，「コーディネーターのグループ」がそれぞれの地域で形成されるようになる．そうすると，病院からの退院支援などに際して，医師に相談が難しくても，コーディネーターに相談することで解決につなげてくれて，その地域でうまく対応ができるようになっていく．

　「地域」でコーディネーターを養成することがなぜ重要か．それは，その地域の人しか知らない，その地域の状況や独特なルールを知っているためである．病院が退院支援に際し，地域の実情を知らないで，「よく診てくれるA医師と，よくやってくれるB訪問看護ステーションと，積極的なC薬局にお願いして……」というように，患者をその三者につなぎ，患者が帰ったとしよう．しかし，A医師，Bステーション，C薬局がいかに優れた能力をもっていたとしても，その三者の組み合わせが，「地域のルール」と合ってなければ，必ずしもうまくいくわけではないのである．「その地域のこのエリアの患者はこの病院が診るこ

とになっている」というような暗黙のルールとか，「この診療所とあそこの訪問看護ステーションは相性が良くない」とか，「訪問看護ステーションのこの人ならできるけど，この人はこういう患者さんは苦手」といった，地域独特の情報がある．さらには，「どこどこ診療所の先生は，かくかくしかじかの人を同行すると話に乗ってくれる」「この地域は，この病院のこの人を介せば自宅に帰すことができる」というような細かなノウハウまである．そして，そのルール特性は，地域によって大きなバリエーションがある．その地域で活動してない人には理解できないが，「その地域がわかっている人だけはうまくやれる」のである．

　もちろん，そのような地域特性は，地域に帰す立場の筆者らも，できるだけ知っておきたい．それゆえ，筆者らも，コーディネーターを1人ずつ訪ねて事情を聴いたり，地域のスタッフとの会合時に地域状況を聴いて，情報を得るようにしている．そのほか，このモデル事業では，コーディネーター支援のためのフォローアップの勉強会も行っている．特に，症例の検討会などは大変貴重な支援者たちの学び（意識改革）の場となっている．

D 「がん緩和ケア」「がん在宅医療」連携における今後の課題

　今後の課題の第一は，まだ対応できていない地域にもこういった体制を広げていくことである．そのほか「行政との連携強化」「病院医師の意識改革」などの課題があり，それぞれ取り組みの最中である．

　がん医療は「がん対策基本法」「連携拠点病院の制度」などが整えられており，優先的に資金が投入されている状況もある．つまり，「がん緩和ケア」「がんの在宅医療」推進の道筋が，「今後の医療全体のあり方」に大きく影響を与え得るということである．「がん緩和ケア」「がんの在宅医療」連携が，社会保障制度改革すべての先行モデルになることを意識して，今後も取り組みたいと思う．

― 文献 ―
1）松山市在宅医療支援センター　https://www.matsuyama.ehime.med.or.jp/zaitaku_iryou_center/

〔谷水正人〕

3 > 拠点病院の在宅医療連携 ②
― どう病院内部にアプローチするか ―

はじめに

　「退院支援」などの地域連携に関しては，病院スタッフは皆，総論としては重要性を理解し賛成していても，実際の支援になると，自分たちで考えて動かなければならず，現場の負担は大きい．連携担当者は，この「現場の負担」の重みを当然のものと思ってはいけない．負担が重いことは深刻なことである．スタッフにとって，負担が重いことは苦しいことであり，負担が軽いことは嬉しいことである．それゆえ，この「現場の負担」をどう軽減するか，どうスタッフが楽に連携を進められるか，そこに着目する必要がある．したがって，地域連携を病院内部で推進していくには，「現場の負担が減るようなシステム化」を進める視点が必要である．本項では，スタッフの負担軽減を進め，スタッフのモチベーションを保ちながら，在宅医療連携をしていく「院内システムづくり」について述べる．

A　がん地域連携パスの創設

　四国がんセンターにおいて，以前は，あまり患者を地域に帰すことがなく「最期まで自分たちで面倒をみる」形を取っていた．これを「地域で連携して診ていく体制」にシフトするには「診療情報提供書のやり取り」や「連携先医師と説明が食い違わないようにする」といった新たな手間が生じる．また，患者にとっても，多くのスタッフがかかわることによる不安が生じるかもしれない．このため「連携しても」，さらには「連携することで」，医療スタッフも患者も「楽になる」ように環境を整えなければならない．

　そのツールの１つとして，筆者らは，愛媛県全域で使用する地域連携パスを作成した．愛媛県では，乳がん，前立腺がん，胃がん，大腸がん，肝がん，肺がん（図I-3-1）の６つのがんについて，地域連携パスが整備されている．

手術日　　年　　月　　日			拠点病院	かかりつけ医	拠点病院	かかりつけ医		拠点病院	かかりつけ医			
診療場所			拠点病院	かかりつけ医	拠点病院	かかりつけ医		拠点病院	かかりつけ医			
診察・検査	経　過		術後1か月	2か月	3か月	4か月	5か月	6か月	7か月	8か月	9か月	10か月
	月　日		／／／	／	／	／	／	／	／	／	／	／
	診　察		○	○	○	○	○	○	○	○	○	○
	血液検査		○	○	(○)	○	○	(○)	○	○	○	○
	腫瘍マーカー	CEA	○	○	(○)	○	○	(○)	○	○	○	○
		その他										
	画像検査	胸部X線	○		○			○				
		胸部CT						○				
		その他										
説明	検査結果についての説明や合併症の対処方法を確認します		○	○	○	○	○	○	○	○	○	○

情報共有のタイミング

図Ⅰ-3-1　肺がん手術後の地域連携パス
（「愛媛県がん地域連携パス（共同開発バージョン）」のホームページを参照）

B　医師会連携を拠点にネットワーク構築

　四国がんセンターでも1990年代後半には病棟がいっぱいになり，入院期間も長く（在院日数は30日くらいだった）「在宅に移行できなくて困る」状況があった．その当時，病棟は100％を超える稼働率で，調子の良さそうな人に外泊してもらっている間に別の患者に入院してもらうなど，無理な入退院の調整などをしながら，何とか切り抜けていた．また，その「しわ寄せ」が特定の職種に

偏って問題になることもあった．筆者自身は消化器内科の専門医だったが，もともと「調整業務」が苦痛ではなかった．当時，「退院調整」と「地域のネットワークづくり」が重要課題となっていたので，筆者は「本来の専門からは一歩引いて調整のことを中心に働こう」と思ったのが，調整業務に参入するきっかけだった．

地域のネットワークづくりには「地域の医師をよく知る必要がある」と考え，まずは医師会に入ることにした．そして，地域で「どんな医師が，どんな得意分野をもち，どんな活動をしているか」を調べ，医療機関マップの作製を行った．医師会の医師たちもこの活動に理解があり，厚生労働省の公的研究費を獲得し，比較的短期間のうちに「自分たちがどういう診療機能をもっているか」を医師会として公開できた（現 松山市医師会のホームページを参照）．このことで，在宅医療における地域連携のネットワークが構築できる素地がつくられた．

C 地域連携室の立ち上げ

1998 年に，地域の基幹病院である松山赤十字病院の地域連携室を訪問し，学ばせてもらった．その連携対象は，「日赤 OB の医師」や「普段から日赤によく紹介してくれる先生」など，既存のネットワークを中心としたものであったが，筆者らは，その実績から「地域連携をうまく進めるための手法」を勉強できた．

松山赤十字病院に学び，翌年，筆者らの四国がんセンターに「医療連携室」を立ち上げた．とはいっても「いきなり人を配置し新しい連携室をつくる」のは，予算的にも難しかった．そこで，筆者が考えたのは次のような方法である．医事課の隣にあった「がん登録室」に「コピー機を用意してあげましょう．そのコピー機に Fax 機能が付いているけど，Fax がもし届いたら主治医に確認して外来予約を取ってくれないだろうか」と，Fax 機を入れるところからスタートした．そして，その部屋の看板を「がん登録室・連携室」と変えた．当初は Fax が 1 週間に 2 〜 3 通来るという症例数であり，スタッフが無理なく対応できる範囲で，実績づくりから始めたのである．

当時，院外からの問い合わせには，基本的には，それぞれの科の「外来看護師」が対応する形を取っていた．しかし，外部からの相談件数が増えてくると，外来看護師の負担が次第に重くなってきた．そして月に 200 〜 300 件の Fax 紹

介が来るようになった頃，筆者は次のように管理職に訴えた．「各科の外来看護師の相談負担を減らすために看護師さんを1人配置してくれませんか．その代わり，外来にかかってきた電話は連携室に全部回してください．相談も全部，連携室で1人の看護師で対応しましょう」と．このようにして，外来の看護師負担を減らす必要が生じた段階で，連携室の人員を拡充した．

このような連携体制構築で大切なことは，個々のスタッフが無理なく行える業務形態を，その業務量に応じて現場に妥協しつつ構築していくことである．

D 緩和ケア外来の開設

この活動を通して，少しずつ「自宅に帰れる患者」も増えてきた．また，そもそも病棟がいっぱいな理由は「治療することはなくなったが，家に帰ることができない症状がある患者が長期入院となっていた」ためでもあった．

そこで，「緩和ケアの外来」をつくり，「そういった患者を全部そこで引き受けましょう」ということにした．「退院後も緩和ケア外来でフォローしますよ」という形を取ると，各科専門の医師たちも，退院後の労力負担が減るので「なるべく家に帰す努力」をしはじめるようになっていった．

緩和ケア外来は筆者と協力的な麻酔科医師1人と精神科医師1人で担当した．緩和ケア外来の看護師は1人から始めたが，いろいろな相談を受けるうち，医療連携室との関係が深くなっていった．そのようにして，緩和ケア外来の看護師が相談支援スキルを獲得し「在宅患者の対応」もできるようになっていった．

当時，国立病院機構には，医療ソーシャルワーカーが配置されておらず，自宅に帰られる方の連携についても，医事課が対応してくれていた．医事課職員にとっては，連携業務が，本来の医療費関連業務に加えての仕事となり，負荷も大きくなっていた．そのような状況の中で「医療ソーシャルワーカーの必要性」を感じていたところに，厚生労働省の国立病院部職員（現 国立病院機構本部）の視察があった．そのタイミングを逃さないように，当院では，医療ソーシャルワーカー的な仕事を緩和ケア外来が請け負っている状況を病院管理職にも示すことで，パートの医療ソーシャルワーカー1人を配置することができた．

E | 緩和ケア病棟の開設に向けて

　このように退院が難しい患者が退院できるように「在宅医との連携」をつくり，在宅医や患者が困ったときのために「医療連携室」や「緩和ケア外来」を立ち上げ，軌道に乗せた．医療ソーシャルワーカーも正規雇用とすることができた．これらは，すべて，既存の院内システムを少しずつ修正し，整理しながら，少ないチャンスを活かしたものである．

　そうしているうちに，ちょうど病院移転の話があった．そこで，移転後により整備することを考えて，移転の3年前に「緩和ケア病床」を仮に2床だけもらうことにした．そして「緩和ケア外来でフォローしていた患者が入院しても各主治医に代わり自分たちで診ます」という体制を取った．そうすると，専門医にとっても負担が減るし「（緩和ケアチームや地域ネットワークとかかわりをもつと）病棟も外来も業務が回りやすくなりますよ」と説明し，実際そのような機能を果たすことを心がけた．すると，専門医や専門科のスタッフは，自分たちの負担が軽くなることがわかり「あそこを充実してほしい」という声が周りから起こってくる．実際に拡充を求められたときに備えて「積極的な治療はないが入院が必要な患者は一定の割合いるので，当院の場合，これだけの病床数をこのように拡充するといいですよ」と根拠となる資料を揃えて，いつでも提出できるように準備をした．

　さらに，緩和ケアチームで病院全体の病棟を回診して緩和が必要な患者を診療するなどの活動を通して，仮の緩和ケア病棟に「緩和ケアが必要な患者」が集まるようになってきた．すると緩和ケアの認定看護師を育てようという流れができてきた．認定資格を取るには，候補者の看護師は県外に半年間出なければならず，地元で働きながら資格を取得できない．しかし，看護部にその必要性を理解してもらい，当時としてはまだ少なかった認定看護師を確保することができた．そのようにして緩和ケア病棟ができたときに対応できる体制を整え，2006年の病院移転の際，1病棟25床の緩和ケア病棟が創設された．

F | 地域のバックアップベッドとしての緩和ケア病棟

　病棟開設当初より，ターミナルステージの患者ももちろん診るが「地域に帰れ

るようにする活動」を，並行して積極的にやりたいと考えていた．それは，緩和ケア病棟開設までのいきさつからして，当然の活動である．

その当時，全国的に緩和ケア病棟は「一度入院すると，亡くなるまで数か月の長期間入院する」ということが常識的な運営の実態であった．しかし筆者は「それはおかしい，ずっと長期間入院していたい患者なんているわけがない，皆，本当は家で過ごせる間は家にいたいはずだ」と確信していたし，また世の中では在宅医療という形態が注目されつつあった．緩和ケア病棟は「地域の患者の救急病棟」あるいは「帰る前の一時的な病棟」であって「ずっと入院する病棟とは一線を画すべき」というのが，筆者の率直な思いであった．

そこで「環境を整えればきっと退院はできるはず」という考えから，「緩和ケア病棟は地域を支えるための病棟である」という方針を唱えた．しかし緩和ケア病棟配属の看護師たちからはかなりの抵抗を受けた．看護師たちは「私たちは，ホスピス病棟の勉強をしてきた．ゆったりとした病棟の雰囲気の中で，いい看護を提供したい」と理想に燃えていたのである．そのため「救急病棟として運営しよう」という筆者の方針とはズレていた．

四国がんセンター緩和ケア病棟の平均入院日数は，開設当初から 20 日程度（中央値 13 日）と短かった（**図Ⅰ-3-2**）．すなわち入院しても「すぐ退院する患者」「すぐ亡くなる患者」が多く，非常に忙しい状況が続いた．看護師が忙しくて患者からは「呼んでもすぐ病室に来てくれない」とクレームがきたり，「緩和ケア病棟というのは，もっと患者さんの話を聞いたり，そばにいてくれたりするところやないん」と言われるありさまだった．緩和ケア認定看護師養成課程の研修施設に指定されていたが，研修に来た学生からは「ホスピスの研修に来たつもりが救急病棟みたいな場所だ」と言われたこともあった．開設当初は，25床に対して看護師配置 17 人と最低の配置であり，患者に対する精神的なケアなどにおいて至らない点も多く，看護師も疲弊していた．しかし筆者は，連携重視路線―ここだけは，譲れなかった．「病棟運営において何を重視するか」を考えたとき「病棟内で一番よいケアが行われる」ことより，「自宅で過ごせる」ことを優先したのである．現場の看護師には大変過酷な勤務を強いて気の毒ではあったが，「ここでゆったり時間の流れる理想の看護ができないことを悔むのではなく，亡くなる直前まで家に居られたことを喜ぼう」と，繰り返し看護師には訴えた．

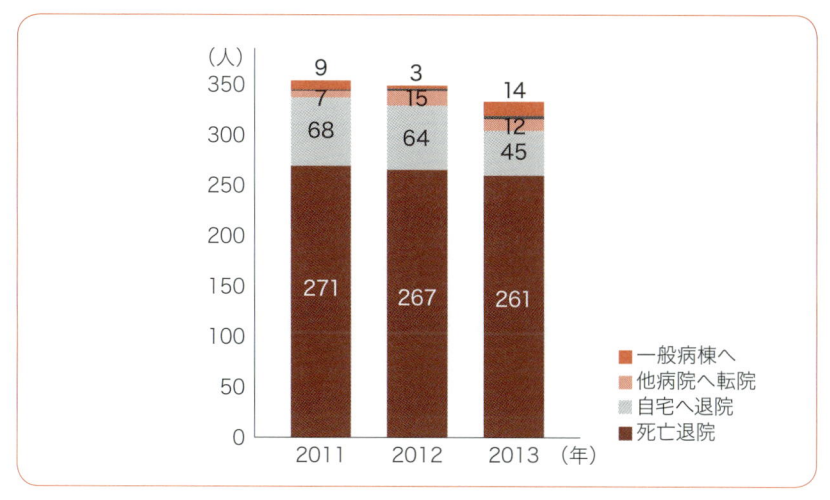

図I-3-2 四国がんセンター緩和ケア病棟からの退院・転帰

2013 年度の在院日数：13 日（中央値），19.7 日（平均値）．

そのうちに，世の中の緩和ケアの考え方自体が変わってきた．看護師も，1〜2 年たつと「先生が言っていたことも理解できる」と言ってくれるようになった．

G 自宅療養を見越したケアの構築を行うことの重要性

筆者は「在宅療養の現実」を知っているつもりである．家での生活が必ずしもよいわけではない．悲惨な状況もあれば，常に質の高い在宅医療やケアが提供できるとも限らない．在宅療養はそれなりに問題があるため「（自宅で）何を我慢するか」という判断も含めた退院支援・在宅療養支援が必要である．それを含めて判断しつつ「われわれは在宅のバックアップベッドとして機能する」立場を崩さないでいると，なすべきことが見えてくる．

退院調整のときに，自宅療養の現場を見越してケアの構築をするのである．

病棟看護師の中には，訪問看護師経験者や，ケアマネジャーなどの勉強をした者もおり，「その違い」がわかってくると，どんどん病棟での退院指導の方法を変えていってくれた．「この人の吐き気にはプリンペラン®の注射がよく効きます」とは言わず，退院後，在宅療養現場でも無理なく利用できる「坐剤などを使う方法」を考えるようにする．病棟看護師が「本人がトイレに行きたいというの

で，できるだけトイレに連れていってあげるようにしています」という場合でも，家に帰ったら1人しかその患者を看る人がいないのなら，「ベッドで排泄できるやり方」を教えるようにする．「入院でのよいケア」と「在宅でできるケア」には，ずれがあることへの理解が，病棟スタッフにも徐々に浸透していった．

H 「患者を地域で支えるケア」は安定した病棟運営につながる

　筆者らは「患者がこれから入院してくる」というときに，「退院調整を目標にするかどうか」をカンファレンスで検討することにしている．緩和ケア病棟への入院予約登録時に，在宅での状況を詳細に調べた上で「この人は入院後に帰れる」「この人は今回入院してきたらここで最期まで診ましょう」などと，ある程度，方針を決めてから入院を受け入れることにしている．最も多いのは「入院して亡くなる患者」で，1週間以内に亡くなる場合が多い．

　また「自宅に帰ることができた患者」も，その後の状況を継続して把握するように心がけている．まずは，緩和ケアの外来来院時に，患者の様子を確認する．そのときに，スタッフ側で気になることがあったら，チームの看護師が気をきかせ，折に触れて患者の家に電話をいれたり，訪問看護ステーションや在宅診療所に「ここが気がかりである」と伝えるのである．特に気になる患者の場合は，緩和ケア担当の看護師が，頻回に在宅医療機関とやり取りをする．そうすると先方からも気になることがあると連絡してくれるようになる．訪問看護ステーションや在宅診療所とのやり取りは，すべて同じようにすればよいのではない．それぞれの訪問看護ステーション，在宅診療所の特性やスタッフを知り「この人と一緒にやるときはかなり安心していてもいい」とか，「この人の場合はこちらから先に伝えておこう」などと個々に対応を変えている．

　このような連携努力は，読者からみれば大変そうに思えるかもしれないが，こういったことをこまめにすることが，実は「業務の負担を減らし，楽になる」ための大きなポイントである．というのも，このようにして患者の状況をつぶさに把握しておくと「だいたい予想の範囲で物事が進んでいく」からである．患者の今後の経過につき「こうなるだろう」「そろそろ危ないだろう」などということが前もってわかっていれば，事前に対応できるので深夜の救急入院はほぼなくなるのである．

　また，患者・家族には「最期は入院を希望すると言っていたけど，入院するかについて今の気持ちはどうですか」と前もって聞いておき，調子が悪いという連絡があると「入院したいなら今がタイミングです」と，先手を打って，こちらから言うようにしている．

　「いつでも入院を受けます」と患者・家族に伝えておくと，夜間・休日などに（いますぐ入院したいわけでもない人から電話がきて）「入院したい」と，鎌をかけられる場合もある．そういうときにも対応を誤ってはならない．「今からすぐどうぞ来てください．こちらも〇時ぐらいには病院に到着します」ときちんと対応する．すると，しばらくしてから「今から入院するのはやめて，もうちょっと家で様子をみます」と電話がきたりする．実際には，筆者は出張などもあるのだが，患者には「いつでも必ず診ます」と答え，その代わりに誰かがきちんと診る体制を取っている（緩和ケア医は筆者を含めて4人）．年間450～500人の緩和ケア登録患者に対して，24時間365日対応していると聞くと救急入院が頻繁にあると思われるかもしれないが，そうでもない．実際には，深夜の入院は最近のある1年間を通して振り返っても13人と少なく，必要な入院はほぼ平日の昼間に対応できていた（2013年度）．24時間の地域連携対応を恐れる病院スタッフの方々の参考になれば幸いである．

おわりに

　病棟立ち上げの当初は忙しく大変な時期もあったが，こまめに面倒をみる「患者を地域で支えるケア」を継続していけば，患者の経過をある範囲内で正しく予測できる．予測できることによって緊急入院が減少し，病棟は安定し，スタッフの労が軽くなっていく．そのことを筆者は身をもって体験した．

　今回はきわめて主観的に約20年の過去を振り返ったので，客観的事実に照らせば修正しなければならない誤認識もあると思うが，ご容赦いただきたい．連携にまつわる種々の取り組みを振り返ると，すべて周りの仲間たちの成果である．筆者個人を振り返ればひとりの力でできたことは何もない．この世に生を受けて六十有余年，「六十にして耳順う」の意味がようやくわかった．他人の言葉に耳を傾け続け，目標は見失うことなく軌道修正し続けることが大切であった．

〔谷水正人〕

医師会が期待する在宅医療連携
— 退院時カンファレンスを通して顔の見える
関係から役割,能力の見える関係へ —

　現在の在宅医療提供数から10年後の高齢者人口の増加を勘案すると,10年後には在宅医療提供数は約 1.4 ～ 1.6 倍になると推測される.すなわち,現在,在宅医療を担っている医師が約 1.5 倍働くか,在宅医療に携わる医師を 1.5 倍に増やす必要がある(図I-4-1).しかし,医師が在宅医療に参入しようとする上で障害となるのは,24 時間 365 日切れ目のない在宅医療提供体制の構築である.日医総研ワーキングペーパー「かかりつけ医機能と在宅医療についての診療所調査結果」では,診療所の医師にとっての負担になることとして,①24 時間の往診体制,②医師自身の体力,③24 時間連絡を受けること,④緊急時に入院できる病床を確保することがあげられている(図I-4-2).

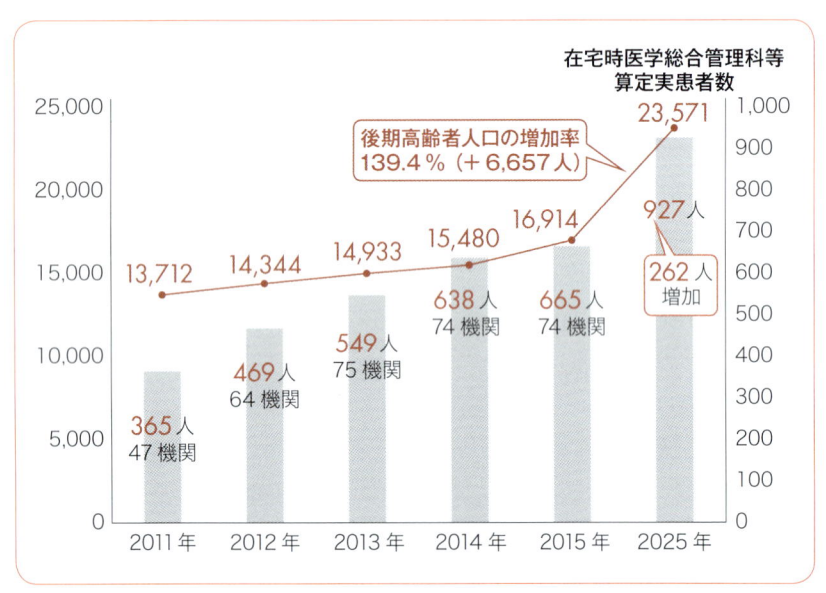

図I-4-1　愛知県瀬戸市の在宅医療提供数の推移見込み

2011 ～ 2015 年の後期高齢者人口は,愛知県民生活部統計課「平成 27 年あいちの人口(年報)」.
2025 年の後期高齢者人口は,市町からの提供資料.

　このうち24時間の往診体制，24時間連絡を受けることは訪問看護との連携で相当部分が解消され得る．そこで，医師会が病院スタッフに期待するものは「緊急時に入院できる病床を確保すること」である．特に基幹病院のバックアップ体制や気軽に相談できる体制が望まれている．

　一方で基幹病院の医師やスタッフと地区医師会の接点は限られている．地区医師会（郡市区医師会）の会員数に勤務医の占める割合は30〜50％が多く，多くの勤務医が医師会に入会している．しかし，全医師数に対する勤務医の割合から考えれば決して多くはない．さらに，医師会の役員数となると郡市区医師

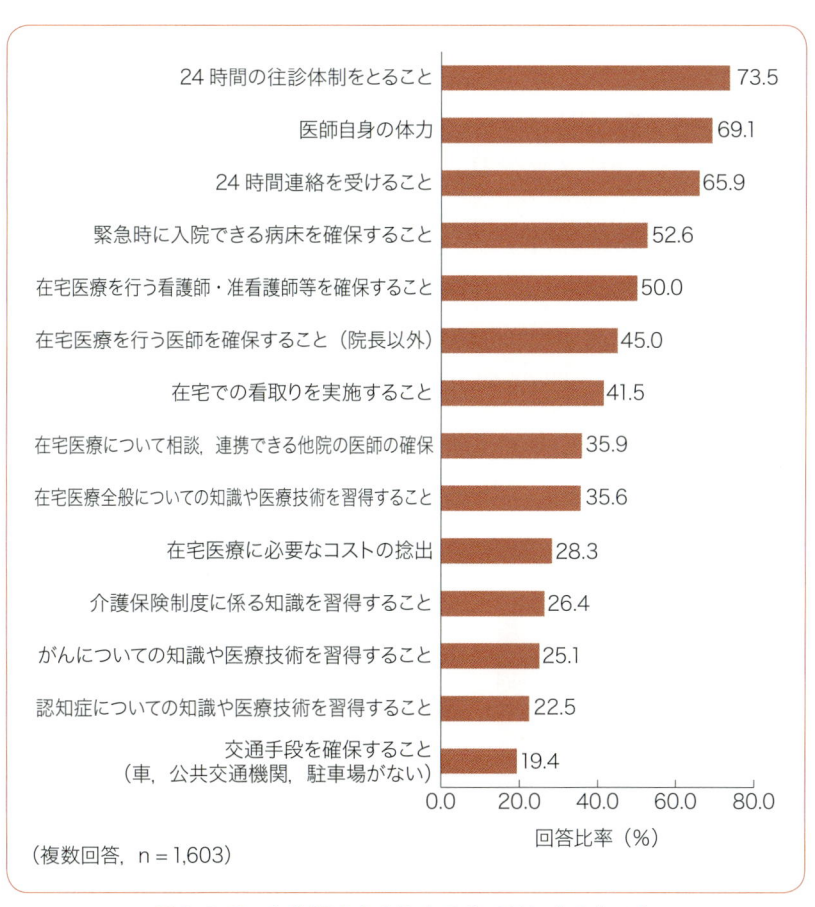

（複数回答，n＝1,603）

図 I-4-2　在宅医療を実施する上で特に大変なこと

（文献1）より）

会の平均役員数15.6人中2.9％にとどまっており，医師会活動を積極的に行っているとは言い難い（図Ⅰ-4-3）[2]．しかもその多くは基幹病院の院長あるいは副院長である．すなわち，地区医師会の会員が日頃接する病院医師は，病院の幹部である．また医師会主催であるか否かを問わず，各種の講演会には病院の部長クラスが講師として招かれることも多い．

しかし，医師会員が研修医や若手の医師と直接話すことはほとんどないのが現状である．ましてや看護師を含めほかのスタッフとはほとんど面識はない．医師会では研修医を含むすべての医師が医師会に参加し医師同士の信頼関係を醸成したいと考えているが，若手の勤務医師にとって医師会に加入するメリットを感じられないことが多いために，組織率が50％近くになってしまっているのが現状である．

多職種連携においては，「顔の見える関係」の重要性が強調されるが，診療所の医師と基幹病院のスタッフとはお互いの顔さえ知らない．入退院の場面では，実際にかかわるのは若手医師や看護師，薬剤師，リハビリなどのスタッフである．医療機関の管理者同士の交流や研鑽も重要ではあるが，地域のすべての医療・介護スタッフが学び合い，顔の見える関係を構築することが地域の医療・介護の質の向上につながることは自明である．

2006年から地域連携退院時共同指導として保険収載された連携は，2008年か

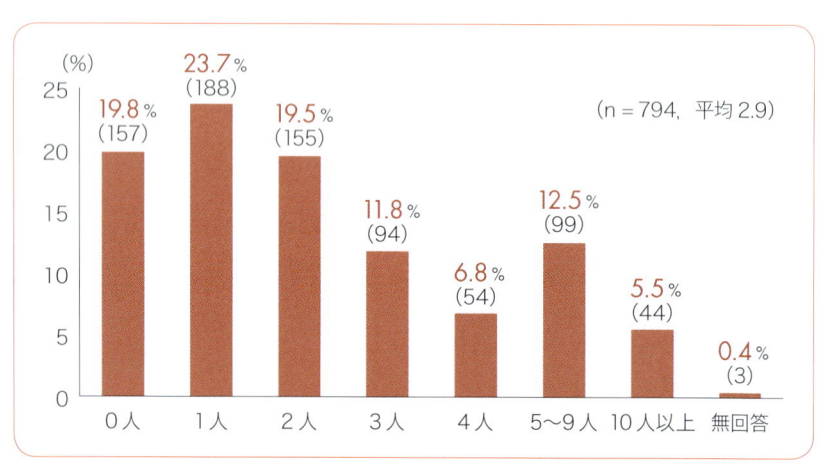

図Ⅰ-4-3　郡市区等医師会の勤務医役員数

（文献2）より）

らは退院時共同指導として多くのスタッフが一堂に会して患者の病状について具体的に話し合う貴重な場となった．当時のカンファレンスを振り返ると，今では考えられない場面が多々あった．当時，病棟には退院時カンファレンスを想定した部屋はなかったために，狭い研修医室などで行われた．また，基幹病院ではなかったが，何と中小病院ではカンファレンスが，多くの入院患者が出入りするロビー兼食堂で開催されたこともあった．

　病棟の若い医師たちは，開業医のレベルが低いと決めつけているかのような雰囲気を醸し出していた．また同様に病棟看護師はまるで病棟内看護師内部の申し送りそのものの口調で話し，医師，看護師の両者とも在宅医療のイメージを全くもっていなかった．特にケアマネジャーなどの介護系の参加者には理解不能な略号で説明することも多かった．説明を聞いている介護スタッフの，場違いな場所に来てしまったかのような居心地の悪い表情を見て，在宅側の医師や訪問看護ステーション看護師が，わざわざ介護系の参加者に理解できるように通訳，すなわち彼らのために噛み砕いて理解できるように基礎的な質問をして助け舟を出したものであった．

　その後，約7年が経過して退院時共同指導の意味と在宅医療の実際が徐々に病院スタッフにも理解され，カンファレンスに参加する職種も増え，さらに病院改築に当たっては病棟ごとに広いカンファレンスルームが設計されるようになってきたことは，喜ばしい限りである．単なる勉強会と異なり，退院時カンファレンスでは，患者について具体的に議論することから自ずと参加者の能力や役割が明らかとなり，顔の見える関係にとどまらず能力と役割まで知る関係となる．その結果として在宅での看取りが急激に増加した．

　筆者の所属する愛知県瀬戸旭医師会においては，主な基幹病院としての連携先は公立陶生病院である．この陶生病院にがん相談支援室が設置され，担当看護師が2009年から退院時カンファレンスを積極的に開始した．2009年はカンファレンス開催数が12回であったが，4年後の2013年には100回に増加した．年100回以上のカンファレンスを開催すると病棟のカンファレンスルームも不足し，場合によっては患者宅で退院前訪問が行われるようになった．カンファレンス数の増加に伴ってがん相談支援室と連携する在宅医も2013年には50人に増加し，在宅看取り数は病院での看取り数を上回る45.4％にまでなった（図I-4-4）．

　退院時カンファレンスにおいては医師・看護師のみならず病院側では病棟薬剤師やリハスタッフ，在宅側では訪問看護ステーションやケアマネジャーは当然として歯科医師，歯科衛生士，訪問看護ステーションの薬剤師，訪問栄養士，リハスタッフ，ヘルパーステーション，訪問入浴，介護用品支給事業者，果て

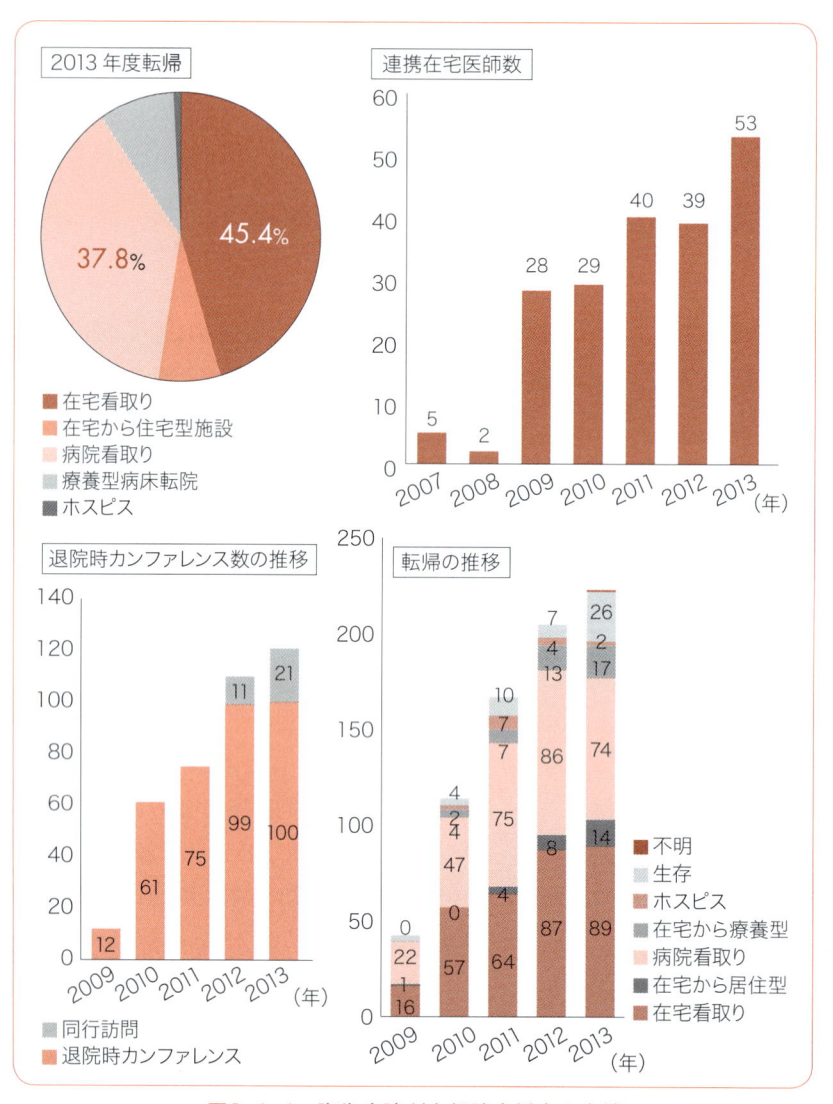

図Ⅰ-4-4　陶生病院がん相談支援室の実績

は介護タクシー事業者と患者・家族までが狭いカンファレンスルームに詰めかけ，1時間程度話し合う．その結果，患者・家族の在宅医療に対する不安感が払拭され在宅看取りにつながった．また，在宅スタッフにとっても病院側の多くのスタッフと直接顔を合わせることで急変時のバックアップベッドとして連絡が容易になり，緩和ケア医への相談も増えることになった．

しかも，この退院時カンファレンスで情報通信技術（ICT）を用いた医療介護連携ツールの患者単位のグループに参加者が登録することによって，病院スタッフも退院後の自宅での様子や転帰を知ることになるのである．

こうした経験の積み重ねが相互理解と信頼関係を深め，在宅医療連携の深化，ひいては在宅看取り数の増加に至るのである．この事実は退院時カンファレンスを開催するたびに在宅担当医と基幹病院医師，病棟看護師と訪問看護師，病院薬剤師と訪問薬剤師，医療スタッフと介護スタッフとの相互理解，信頼が醸成され，まさに顔の見える関係から，能力・役割の見える関係に発展してきた証左でもある．さらに，退院時カンファレンスを重ねることによって，医師相互において不足する情報がどのようなものかを理解することとなり，紹介状の内容が過不足なく書かれるという副次的なメリットも忘れてはならない．

また，患者宅で行われる退院前訪問は病院スタッフが地域の現状，患者の背景を理解する契機となった．ともすれば古い技術と知識のみで在宅医療に取り組んでいる医師やスタッフにとって，病院の看護師やリハスタッフ（PT，OT，ST），あるいは管理栄養士，歯科衛生士からの新技術や新しい材料の知識，臨床工学士による人工呼吸器などの機械の取り扱いの説明は重要である．

全国で在宅医療の普及啓発のための勉強会・講演会は多数行われてはいるが，医師・看護師を含む病棟のスタッフが地域に出て参加することは少ない．今後，退院時カンファレンスのみならず，地域の課題を抽出する目的で開かれる地域ケア会議にも病院を出て地域の中で話し合う機会を増やしていただくことを期待するものである．

— 文献 —

1）日医総研ワーキングペーパー：かかりつけ医機能と在宅医療についての診療所調査結果（2016年11月実施）. p.47, 図2. 3. 18.
2）日本医師会勤務医委員会：郡市区等医師会における勤務医に係る調査報告書. p.9, 2014.
　http://dl.med.or.jp/dl-med/kinmu/rr_kinmu2602.pdf

〔野田正治〕

5 > 自宅に帰れる患者を
どう見出すか?

はじめに

　第3回日本医師会赤ひげ大賞受賞者である二ノ坂保喜医師は，ADLが低下した患者であっても「入院治療は元来退院を目的としたものであり，退院させることが原則である」と述べている．病院スタッフが在宅療養可能な患者を適切に見出し，在宅医療に円滑につなげてくれることで，それは実現する．

　しかし，実際には，病院スタッフから見て「自宅退院が困難」と考えられる患者は少なくない．一方，僭越ではあるが，筆者たちのような在宅医療従事者から見ると「退院可能な患者」が，「退院できない」との判断になっていることが少なくない．

　似た例では，病院の連携担当者が（在宅療養開始が困難と考えて）慎重に自宅退院させた患者を，筆者たちが診てみると，それほど在宅支援が困難ではないことも多い．その意味では，病院で「退院支援に困難を感じる事例」でも，かなりの人が自宅退院の可能性があるかもしれない，という印象を筆者はもっている．

A 退院後訪問指導を病棟看護師が行う

　2016年4月から，新たに「退院後訪問指導」という診療報酬が設定された．これは，「病院の看護師等が退院後の患者に訪問指導を行う」ものである．この制度は，筆者も長年にわたり要望していたものであり，本制度が創設されたことは画期的と考える．退院後訪問指導を連携担当看護師が行うことも多いと聞くが，筆者は，「病棟看護師が行う」ことが重要と考えている．

　第一に，「病院で看護してくれた看護師が自宅に来てくれること」は，患者や家族にとって非常にうれしいことである．退院後訪問を行った看護師は，歓迎され，その訪問がいかに「患者や家族にとって喜び」か，を実感するであろう．このこと1つをとっても退院後訪問指導には意味がある．

　第二は，退院後訪問を繰り返すことで，病院看護師が退院支援の技術を向上

できることである．退院前に看護師などが療養指導などをしても，本人や家族が，退院後，その指導内容を忘れたり，指導内容を正しく行えていない場合も多いと思う．その場合，看護師が今度は自宅という「実地の場」で再度指導することで，本人や家族が正しく指導内容を理解し，指導内容が可能となることは少なくないであろう．また，病棟看護師が，病棟でも自宅でも指導することにより，病棟と自宅での指導法の違いも経験できる．この経験を蓄積した看護師は，その患者と家族に「どのようにすれば自宅で療養生活ができるか」を有効に説明できるであろう（p.143を参照）．ひいては，そのことは入院患者の在宅復帰率を高めることにつながるであろう．

B 在宅医療従事者に相談する

ADL が低下した患者，あるいは末期がん患者が自宅退院を希望するとき，病院スタッフから見て「自宅に問題なく帰せる」，と考える場合は問題ないであろう．しかし，患者あるいは家族は希望するが，病院スタッフから見て，自宅療養が不可能と思われる場合にどうするか，である．この場合，介護施設や療養病床に転送する前に，一度，在宅医療の経験が豊富な医師，あるいは経験豊かな訪問看護師に相談してもらえないかと考える．というのも，病院スタッフから見て，在宅療養が困難と思われたとしても，在宅医療の側からすると「可能である」と判断されることがあるからである．

病院の連携担当者としては，在宅医あるいは訪問看護師に「紹介する」のではなく，「打診」あるいは「相談する」ことに抵抗を感じる方もあるであろう．しかし，在宅医療側は，相談を受けて，その可能性を探ることはやぶさかではないことも多いと思う．特に，患者を長く診療してきた医師などに相談することは，（結果的に自宅退院が可能であるかどうかは別として）好ましいことであると思う．

このような「打診」「相談」によって自宅退院できる患者が少なからず出現するのではないかと考える．

C 患者の歴史を考慮する

　連携担当者にお願いしたいことは，患者のごく最近の入院経過だけに着目するのではなく，患者がどの医療機関にかかっていたか，あるいは，誰とどのような信頼関係を築いてきたかに注目してほしいことである．

　患者は，特定の医療機関や特定の医師などに，格別の愛着をもっていることが少なくない．また，患者を長く診療したかかりつけ医，かかりつけ歯科医，かかりつけ薬剤師などは，格別の思い入れを当該患者にもっていることが少なくないからである．

　たとえば，国内各地でよく耳にするパターンは次のような事例である．「A医師を信頼して長年かかった患者が，B病院に急性疾患で入院し，その際にADLが低下した．B病院の連携担当者は，退院時に在宅医療が必要と考え，在宅医療を積極的に行うCクリニックを紹介した．A医師が，患者が自分のところに帰ってこないので，家族にどうなったか聞いてみると，Cクリニックにかかっていると初めて知った」というような例である．

　このような例で連携担当者にお願いしたいことは，Cクリニックを紹介する前に，患者の歴史を鑑み，まずは，A医師に（在宅医療を依頼できるかどうか）相談していただけないか，ということである．相談の結果，結果的にCクリニックに紹介するという二度手間になる可能性があっても，である．実際，筆者の本拠地である千葉県松戸市でも，「筆者の外来に25年かかった患者」が近隣市の急性期病院に入院後，（筆者が知らないうちに）「筆者とは別の松戸市内の医師」に在宅緩和ケア目的に紹介された例がある．この例では，おそらく，病院の連携担当者は，長年の主治医である筆者が「松戸市で緩和ケアを含めた在宅医療を行っている」ことを知らなかったと想像される．

D かかりつけ医療を活かす

　既述のように，考慮すべき「患者の歴史」の重要なものの1つが「かかりつけ医療」である．かかりつけ医療は，「既往歴」にとどまらない，格別の愛着や信頼関係を伴うことが多い．

　かかりつけ医療は，「医師」だけではなく，患者を長く診療したかかりつけ歯

科医，かかりつけ薬剤師なども，格別の思い入れを当該患者にもつことが少なくない．したがって，連携担当者は在宅医療連携において，新たな医師，歯科医師，薬剤師（訪問薬剤師）を探す前に「患者が長年かかった医師，歯科医師，あるいは薬剤師がいないかどうか」を確認していただきたいと思う．

　もし，そのような医師，歯科医師，薬剤師がいる場合，それらの医療者にまずは訪問活動をしてもらえるかどうかを「打診」「相談」してみることが望ましいと考える．連携担当者から見て「もともと，その医師，歯科医師，あるいは薬剤師が，必ずしも訪問活動に積極的ではない場合」でも，である．というのは，その医師，歯科医師，薬剤師が，通常は訪問活動に積極的ではない場合でも，自分に長年かかってくれた「大切な患者」に対しては「この際，一肌脱いで訪問して差し上げたい」と考えることがあるからである．

〔和田忠志〕

6 在宅療養現場に 患者を帰すにあたって

A とりあえず退院する（とりあえず在宅療養を開始する）

　退院時カンファレンスなどで，病院スタッフから「（最期までの患者や家族の希望を見すえて）しっかりした方針を立てた上で，退院支援の討論をすべき」というような発言をよく聞く．特に予後不良の疾患をもつ患者の退院支援で，このような発言が病院スタッフから出ることが多い．しかし，筆者は，そのような方針立案に抵抗感を感じる．というのは，必ずしも「しっかりした最期までの方針を退院時に立てる必要はない」と考えるからである．もちろん，患者・家族の意思がはっきりしていて方針が立てられる場合は立ててもよいが「患者・家族の意思がはっきりしない場合」は，はっきりしないまま退院すればよいと考えている．つまり「とりあえず在宅療養を開始」すればよいのである．

　ADL が低下したり，治癒不能ながんになったりして，在宅療養を開始するとき，患者も家族も「清水の舞台から飛び降りる」ような気持ちで開始する．その葛藤の強い時期である「退院時（在宅医療開始時）」に，「最期まで自宅で療養する（介護する）」かどうかという「さらなる恐ろしい問い」を，医療従事者から切り出す必要はないと考えている．さらなる心理的負担を患者・家族に与えるからである．

　むしろ，在宅療養を開始してみて，患者が療養生活に慣れ，医師や看護師に支えられて，家族が在宅介護に対する実感をしっかりもてば，「最期まで自宅で介護する」ことを容易に決断できるようになり得る．したがって，「最期まで自宅で介護する」ことを話題にするのは，在宅医療開始当初ではなく，しばらくして「機が熟してから」でも遅くはない．

B 在宅医療における意思決定支援

　「退院時（在宅医療開始時）」には，「これから生命の限界に達するかもしれな

い家族を見とどける」ことを想像するだけで，多くの人は，気が遠くなる気持ちがするであろう．患者の退院に際して「先生，具合が悪くなったらすぐ入院できるんですよね」「先生にかかるようになっても，これまでの病院は受け入れてくれますよね」というように，不安を語る患者・家族は珍しくない．このような不安をもつ患者・家族に，この時期に，「最期までの意思決定」を求めることは，さらに不安を追加し，在宅療養断念を迫ることにもなりかねない．しかし，このように最初に不安を語った患者・家族が，在宅療養の「体験」を通じて安心感を獲得していくことは珍しくないのである．

　この患者と家族の「体験」において，特に重要な役割を果たすのが訪問看護師である．第一に，訪問看護師は在宅療養やケアのスキルを患者や家族に伝えることができる．看護師に実地指導を受けながら療養することで，患者は「自宅療養に対するスキル」を，また，介護する家族は「患者をケアするスキル」を向上させることができる．これにより，次第に，患者・家族は，「やれそうだ」「大丈夫だ」と，自宅療養に対する自信を深めることができる．第二に，医療的トラブルに対する対応である．自宅療養中には，発熱，嘔吐，痛みなど，さまざまな医療的トラブルが生じる．そのようなトラブルに遭遇しても，「訪問看護師（および医師）とともに対応すれば，自宅でその大部分を乗り切れる」ことを，患者・家族は体験するであろう．このように自宅で数々の医療的トラブルを乗り切る体験蓄積によって，患者・家族は，「少々の医療的トラブルでは動じなくなっていく」のである．

　このように，患者・家族が自宅療養に対するスキルを獲得し，医療的トラブルに対して動じなくなると同時に，自宅にいることの安心感を次第に獲得し，その快適さを享受することができるようになっていく．そして初めて，どのような療養生活が可能かを自覚でき，自宅療養をしながら「何をしたいのか」という真の希望を語れるようになっていくのである．

　これが「意思決定支援」である．つまり，意思決定には，プロセスが必要であり，体験蓄積を通して，思いが明確になり，意思表示が可能になっていくのである．すでに述べたように，その境地に患者・家族が達するためには，専門職のたゆまない支援の蓄積が必要である．

　このような意思決定は，あらかじめ（advance care planning）できるものではなく，在宅療養体験を経て初めて可能になるものであるから，筆者は，それ

を late care planning と呼ぶことがある.

C 病院の連携担当者は在宅療養の入口を 周到に行うほうが有利である

「最期まで自宅で過ごすかどうか」は,退院時カンファレンスなどで「概念」として語られるというよりは,患者や家族が支援を受けながら自宅療養を体験するプロセスの中で安心感を獲得し「醸成される」ことを述べた.その意味では,病院の連携担当者は,退院支援において,長期的な意思確認などをする必要は必ずしもない.

退院に際しては,長期的な視野よりも,むしろ「在宅療養の入口を周到に固める」ことのほうが重要である.その意味で,筆者は,病院の連携担当者に「家に帰って療養を開始する入口」にエネルギーを注ぎ,その準備を周到に行うことをお願いしたいのである.「その後の長期的な事柄」は,病院連携担当者の責任ではなく,在宅の支援者の責任であると思う.

 **事 例** 52歳，女性　病名 大腸がん

＜在宅医療導入までの経過＞

　患者は，がん連携拠点病院で，3年前に大腸がんの手術を行った．その後，定期的に入院し，化学療法を行っていた．手術して半年後に肝転移が見つかった．今回の入院約1か月前に，食思不振と嘔吐が出現して入院し，検査により腹膜播種が明確となったため，絶食として中心静脈栄養法が開始された．輸液ポンプはカフティー®ポンプが使用された．右前胸部に中心静脈ポートが造設され，フーバー針を用いて輸液が行われた．腹痛に対しては，フェンタニル持続静注が行われた．持続注射にはpatient-controlled analgesia (PCA) ポンプCADD-Legacy®が使用された．

　自宅で緩和ケアを行いたいという患者の強い希望があり，退院が検討された．在宅医，24時間対応する訪問看護ステーション，中心静脈栄養法の調剤経験のある薬剤師が見つかり，退院の方針が立てられた．その段階で患者のADLは室内ほぼ自立，輸液製剤やPCAポンプをカートに入れて押してトイレ歩行ができた．また，患者は1日1回の輸液ボトル交換が自力で可能であった．

　退院時カンファレンスが行われた．患者，夫，病院側より，主治医，看護師，医療ソーシャルワーカーが出席し，在宅側より，訪問看護師，訪問薬剤師，在宅医療機関ソーシャルワーカー，ケアマネジャーが出席した．カンファレンスでは，病状，検査所見が病院医師から説明され，使用中の医療機器に関しては看護師から説明があった．患者にはほぼすべての病状が告知されていたが「余命が2か月程度と予想されること」は夫にだけ告知されていた．

　今後の方針として，在宅医が輸液製剤とフェンタニル注射液を処方し，調剤薬局がそれらを調剤することになった．そして，訪問看護師が定期的にフーバー針の差し替えと輸液ルートの交換を行うことになった．また，輸液ポンプやPCAポンプは，退院後は，調剤薬局を通じてレンタルし，フェンタニル注射液は薬剤師がPCAポンプ用リザーバーに充填し，患者自宅で，訪問指導時にPCAポンプにセッティングすることにした．カンファレンスの7日後に退院が

決定された.

＜在宅医療導入後の経過＞

　家族構成は，夫，17 歳の娘，15 歳の息子の 4 人だった．夫は会社員で，夫が会社を休める日は夫が介護し，それ以外の日は娘や息子が介護に携わることになった．

　看護師が 4 回目の訪問看護に伺ったとき，次の内容を患者は打ち明けた．「自分はもう長くないことを知っています．できれば，母親の役割を果たしながら，自宅で最期まで療養したいと考えていました．しかし，それは家族が無理なようなので，先生に「最期は病院でお願いします」と話しています」という旨であった．

　そこで，看護師は「それはどうしてですか」と尋ねてみたところ「夫に，最期まで自宅で療養したいと打ち明けたが，夫は，それはきついという返事をしたのです．だから最期は病院で，と思っています」とのことだった．

　話をよく聞くと，患者が夫とこの話をしたのは退院直前のことだった．つまり，夫にとっては「これから初めての在宅介護に挑戦する」という極度にストレスフルなときである．加えて，妻から「最期まで自宅で療養できないか」という相談をもちかけられ，夫としては心理的にそうとう苦しかったことが想像された．そこで，夫は「それはきつい」と回答したと思われた．

　一方，訪問看護師は，①患者が病状と自分の運命をよく理解し，自分の希望を適切に言葉にできること，②家族が献身的で，患者の苦しみにしっかり対応する姿勢をもつこと，③家族が患者の病状をよく理解し，医療機器の扱いや薬物の作用などをよく理解して，患者の介護に対する技量を次第に上げていることを察知していた．つまり，訪問看護師から見て，患者，家族の力量は「最期まで自宅で療養するのに十分なもの」と直観された．また，24 時間対応する在宅医，24 時間対応型の訪問看護ステーションが医療に携わっており，その意味でも，患者は在宅療養において恵まれていると認識された．

　そこで，改めて，看護師は患者に「以前，ご主人と「最期までの療養をどうするか」を話したときは，ご主人としては，退院も控えて非常に精神的にきつ

い時期であり，その意味で，対話の時期が早すぎたと思われた」こと，「再度，ご主人や家族が介護をしながらの生活になれたときに話をしてみると，今度はご主人から違う回答が得られるかもしれないこと」を告げた．

　その後，夫や子どもたちは，次第に介護にも慣れてきた．時期をみて，看護師は，それとなく，「最期までの療養」について夫に尋ねてみた．そうすると，すでに夫は心得ていて，「妻が最期までの自宅療養を望んでいること，それを自分としても支援したいと今は思っていること」が看護師に語られた．

　次第に病状が進行し，麻薬の投与量が増え，ADL が低下したが，ご家族の献身的な介護に支えられ，母親の役割を果たしながら，患者は最期まで自宅で療養した．

〔和田忠志〕

II 病院や職種の特性を活かした支援の実際

1 在宅医療を支援する バックアップベッドの重要性

A 「ときどき入院，ほぼ在宅」がキーワード

在宅医療は，在宅だけで完結はできない．筆者自身，数十名の在宅主治医を担当する中で，バックアップ入院ベッドの重要性を痛感させられる.

患者・家族も，「病状が急変したり，重症化したときにどうしたらよいのか」「介護者が倒れたり，病気になったときどうしたらよいのか」「長年，在宅療養を続けているが，身体機能の再評価や諸検査を効率的に受けることはできないのか」「最期の看取りを在宅でする自信がない」といった悩みや要望をもっておられる方が多く，「そういったときにサポートしてくれる入院医療機関があり，バックアップシステムがあるから安心ですよ」と医療者から伝えてあげれば，安心して在宅医療・介護の導入を受け入れ，継続することができる.

もちろん，熟練した在宅医と訪問看護師などがチームを組めば，末梢・皮下輸液，在宅酸素，インスリン注射・血糖コントロール，胃瘻栄養，皮下埋め込み型中心静脈カテーテルポートからの中心静脈栄養，がん末期の緩和ケア，さらには非侵襲的陽圧換気療法（non-invasive positive pressure ventilation：NPPV），人工呼吸器対応など，入院で行われる医療行為のほとんどは在宅でも可能となっている.

実際，在宅医療・介護を導入すると，患者・家族も在宅でも安心して療養できることが実感され，不安を口にしていた方々も，それほど入院の希望がしょっちゅう出ることがなくなったり，最期は入院での看取りを希望していた患者・家族も，無理に移動させるよりはこのまま在宅での看取りを選択したいという方が多くなる.

それでも，いざというときのバックアップベッドがあるという安心感はなにものにも代え難い.

病院機能分化の中で，地域には高度急性期病棟，急性期一般病棟，地域包括ケア病棟，回復期リハ病棟，療養病棟といった入院病床類型がある．それぞれ

の機能をもつ病院同士の連携と在宅医療・介護連携支援への理解と協力が醸成された地域を構築することにより，それぞれのニーズに合わせた入院バックアップ対応と在宅医などとのスムースなやり取りが可能となり，その地域の在宅医療・介護の質を高めていくことができ，地域住民の満足度を高めることができる．

「ときどき入院，ほぼ在宅」が当たり前のように行われている地域をつくることが，地域包括ケアにとって極めて重要である．

B かかりつけ医が在宅医療について不安に思っていること

2014年1月〜2015年3月まで，地域医療再生基金を財源としたモデル事業として在宅医療連携拠点事業が実施され，名古屋市医師会の受託事業の1つとして，名古屋市昭和区医師会が「ハナミズキプロジェクト」の愛称でさまざまな地域在宅医療・介護連携の取り組みを行った．

モデル事業実施に先立って，在宅医療に関する昭和区医師会員へのアンケートを実施したが，「在宅医療を実施するにあたって，苦労されていることは何ですか」という問いに対して，一番多かったのは「休日・夜間の対応を1人で行わなければならない」だったが，二番目に多かったのは「患者の状態悪化時に受け入れてくれる医療機関が少ない」という回答であった．

このアンケートや，個別の医師会員へのヒアリングを通じて，在宅医療を進めるにあたって，かかりつけ医側もバックアップベッドの充実を望んでいることが明らかになった．

C 救急担当医と在宅医療担当医との相互不信の現実

ハナミズキプロジェクトの中で，「在宅医療救急対応に関するアンケート」を実施した．回答をいただいたのは，昭和区を中心とした近隣の急性期病院の救急担当医275人と昭和区医師会を中心とした在宅医療担当医24人である．救急担当医からの回答の概要は図II-1-1，在宅医療担当医からの回答の概要は図II-1-2を参照いただきたい．

アンケートの自由記載では，救急担当医から在宅医療担当医に対して「急変時方針，経口摂取困難時の方針について，在宅医と患者・家族の話し合いが行

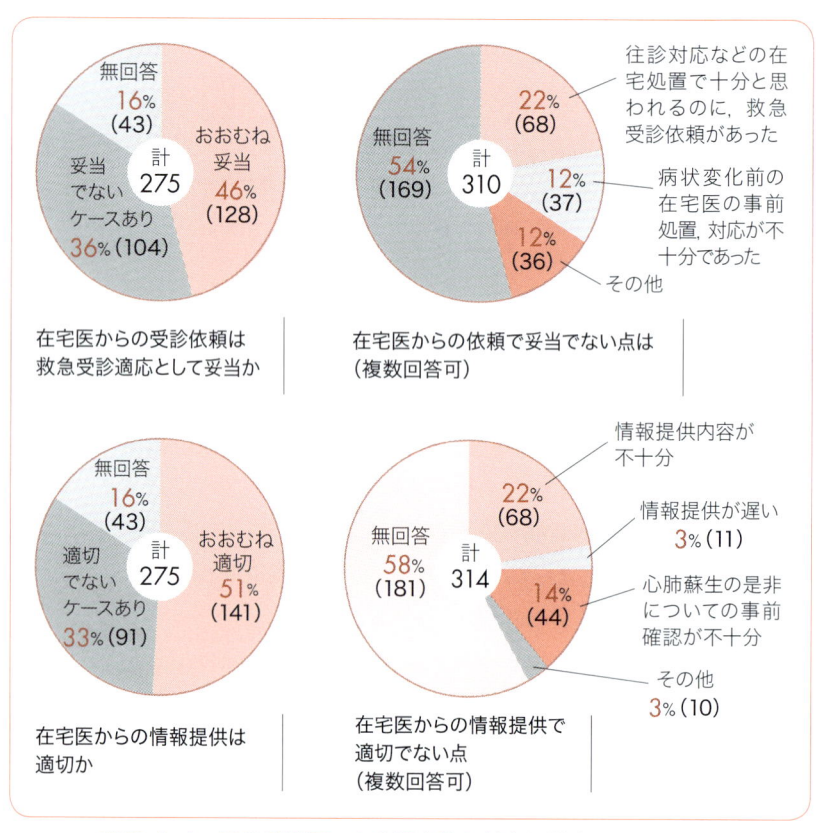

図Ⅱ-1-1　緊急担当医　在宅医療救急対応に関するアンケート
(名古屋市昭和区医師会在宅医療連携拠点推進事業 2014 年 11 月)

われていないケースがしばしばみられる」「紹介状が読めない字で書かれている」
「紹介状の内容が薄すぎて，なぜ当院に送ったのかわからない」「病状変化前の在
宅医が事前処置や対応を行わず，患者を診察することなく紹介する（一部の在
宅医に限る）．事前連絡はいただきたい」「看取りの方針をとられているのにもか
かわらず，ER に送られてくることが多々ある」といったかなり辛辣な批判が多
く書かれていた．
　一方，前向きな意見として「救急担当者も在宅医療を経験する機会を設けて，
その現状を把握すべきである」「転院先もなく，どうしても自宅退院としなけれ
ばならないときに在宅医療の先生方がいることは大変心強い」「こちらの情報も

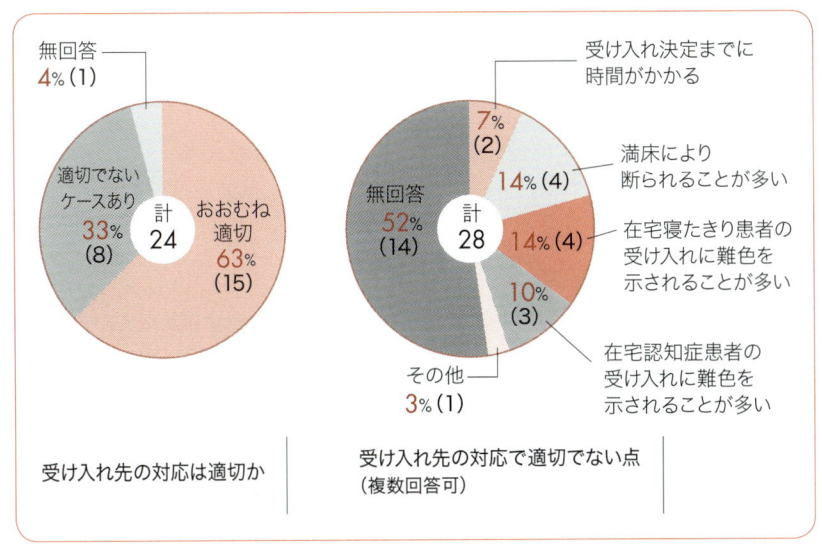

図Ⅱ-1-2　在宅医療担当医　在宅医療救急対応に関するアンケート
（名古屋市昭和区医師会在宅医療連携拠点推進事業 2014 年 11 月）

不十分なところはあると思うが，お互いに上手く連携できるとありがたい」「在宅医療と高度急性期病院との間に位置する，フレキシブルな医療機関の育成が必要だと思う．誤嚥性肺炎，脊椎圧迫骨折を診られる病院が必要である」などの記載もみられた．

　在宅医療担当医から救急担当医に対してのアンケートの自由記載では，「誤嚥性肺炎が常態化していると，受け入れしない旨を明言している病院がある」「断られることがあり，それが判明するのに時間がかかることがある」「急性期救急医療機関の若い先生方が在宅医療の現場を知らないために，在宅医との意思疎通が難しくなる場合が多い．救急担当の若い先生方に在宅医療の現場をもっと見てほしい」といった批判的意見がある一方で，「以前より受け入れが良くなっているように感じる」「いつもすみやかに受け入れてもらっている印象があり，助かっている」といった好意的意見もみられた．

　このアンケート結果は，地域の救急担当医と在宅医療担当医との間に，予想以上に相互不信と不満が充満している実態が明らかになり，衝撃的ですらあったが，このことも1つの契機として，在宅医療の入院バックアップ体制の整備と相互理解を進めなければならないという機運が醸成されることとなった．

D 在宅医療を支えるバックアップベッドの整備 ― 名古屋市医師会の試み ―

（1）名古屋市医師会在宅医療・介護連携システムの概要

　名古屋市医師会では，2015年度より在宅医療・介護連携支援センターを各区に設置し，住み慣れた地域で安心して在宅医療・介護が受けられるよう多職種連携の取り組みを行っている．

　その主な機能は4つあり，多職種間の連携サポート（相互サポートシステム），在宅療養情報のスムースな共有（情報共有システム），夜間・休日相談窓口によるサポート（コンタクトセンター）と，病院による在宅医療サポートとして，在宅療養への移行サポート（在宅アセスメントシステム）である（図Ⅱ-1-3）．

在宅医療・介護の安心・安全・均てん化

多職種間の連携サポート（相互サポートシステム）

切れ目のない在宅医療を提供できるよう，医療や介護の多職種間の相互連携・情報共有を強化し，急変時にも対応できる在宅療養サポート体制を構築します

在宅療養者情報のスムースな共有（情報共有システム）

情報共有ツールの活用により，医療や介護の多職種間で在宅療養者の情報を共有し，安心できる在宅療養をサポートします

在宅療養への移行サポート（在宅アセスメントシステム）

通院治療が困難になり，在宅医療を始める場合や，入院治療から在宅療養へ移行する場合に，かかりつけ医などからの相談に基づき，在宅医療に向けた検査を実施し，在宅療養への移行をサポートします

夜間・休日相談窓口によるサポート（コンタクトセンター）

在宅療養に関する夜間・休日の相談窓口の運営を行います．在宅医療・介護連携支援センター閉館時の夜間・休日に不安やお悩みの場合には，コンタクトセンターにて対応します

図Ⅱ-1-3　在宅医療・介護連携を支える仕組み ― 名古屋市医師会の在宅医療・介護支援システム
　　　　　　　　　　　　　　　　　　　　　　　　　（名古屋市医師会作成資料）

(2) 在宅アセスメントシステム

　在宅アセスメントシステムは，通院困難となった患者や，在宅療養中に病状変化があり在宅療養困難となった患者，入院治療から在宅療養に移行する患者について，一定期間の病院入院または老人保健施設入所にて医療的アセスメントや介護予防的アセスメントを行い，在宅療養の継続を支援する仕組みである（図Ⅱ-1-4）.

　2017年2月現在，名古屋市内での55病院，8老人保健施設が，在宅アセスメントシステム対応可能病院・老人保健施設として登録されている.

(3) 後方支援病院の在宅療養支援

　名古屋市医師会在宅医療・介護連携システムのバックアップを表明している後方支援病院のうち救急対応可能な病院で輪番を組み，在宅患者の時間外の病状悪化・急変時に在宅主治医に連絡が取れない場合の救急対応をバックアップする仕組みで，名古屋市中村区医師会では前医師会長の古山明夫医師が中心となって構築，試行されている（図Ⅱ-1-5）.

　名古屋市医師会では，今後，全市にこの仕組みを修正しつつ拡大し，病状悪化・急変時の病院バックアップベッド活用システムを普及する予定である.

在宅療養への移行支援

■通院治療が困難となり，在宅療養へ移行する場合
■在宅療養者の病態やADLに変化があり，在宅療養の
　継続が一時的に困難となった場合
■入院治療から在宅療養へ移行する場合

医療アセスメント

病態から想定されるリスクを抽出し，在宅医療提供の準備を行う.
アセスメント例：運動機能，栄養状態，摂食・嚥下・口腔ケア・褥瘡・認知症（物忘れ）

介護・予防アセスメント

療養者の要支援，要介護状況，また，在宅療養における家族の介護への理解・協力の有無を確認し，必要なサービスを検討する

図Ⅱ-1-4　在宅アセスメントシステム

（名古屋市医師会作成資料）

◆ イエローカードとは（右図）

① 在宅患者さんの，病状の悪化などに備えて，在宅主治医は当該患者の病状をあらかじめイエローカードに記入．
　→患者さん（ご家族）にイエローカードを配布

② 在宅患者さんの容態が急変したときは，まず主治医に連絡しますが，万一連絡が取れない場合は救急隊に連絡し，「中村区後方支援病院輪番表」に基づき搬送され，診察が行われます．

③ イエローカードは常に最新の情報へ更新しておくことが望ましい．患者さんが搬送された場合は，速やかに診療情報提供書を送る．

◆ 対象者

① 中村区医師会員の担当する，中村区在住の患者さん

② 訪問診療を実施しているすべての患者さん（在宅での看取り希望の場合は除く）

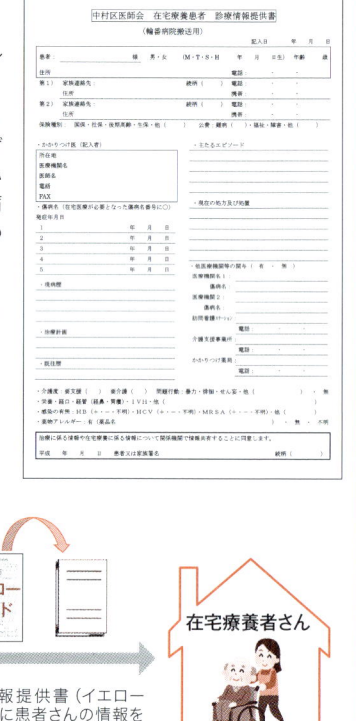

◆ イエローカードの活用

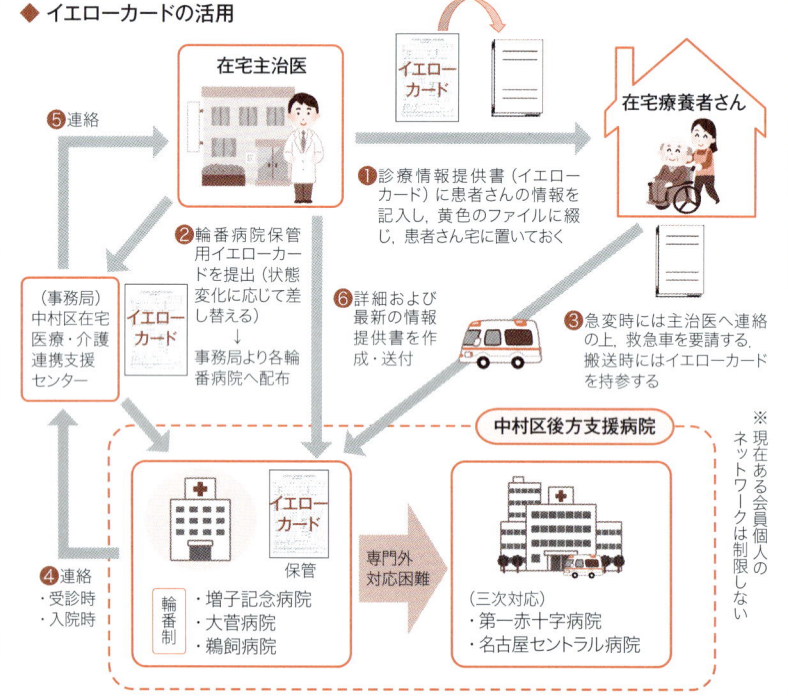

図Ⅱ-1-5　中村区後方支援体制における「診療情報提供書（輪番病院搬送用）」（イエローカード）について
（名古屋市中村区医師会作成資料）

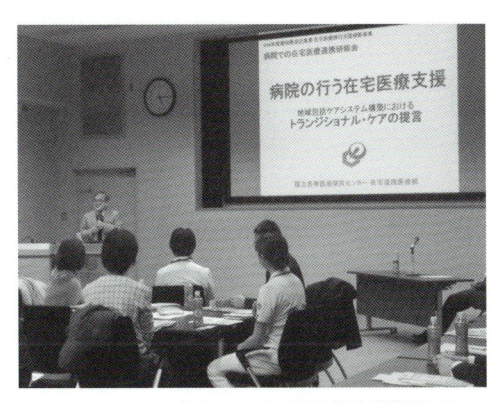

図Ⅱ-1-6　病院での在宅医療連携研修会
（2017 年 1 月 29 日　名古屋大学医学部附属病院）

（4）急性期病院と在宅医療の連携を深め，相互信頼を確立するための試み

　急性期病院の医師・スタッフと，在宅医療・介護を支える医師・多職種がともに参加し，連携を深め，相互信頼を確立するための試みとして，急性期大病院を会場として，講演会，グループワークの試みが名古屋市内で定期的に行われるようになった．

　名古屋市昭和区でも，2016 年度は 2017 年 1 月 29 日に「病院での在宅医療連携研修会」が，愛知県の委託を受けて国立長寿医療研究センター，名古屋大学医学部附属病院，名古屋市医師会昭和区在宅医療・介護連携支援センターの主催により，名古屋大学医学部附属病院にて開催された（図Ⅱ-1-6）．退院支援に関する講義とグループワークが行われ，2017 年 2 月 16 日には名古屋第二赤十字病院でも同様に「急性期病院と在宅医療現場の連携・退院支援研修会」が行われた．いずれも参加者には好評で，今後もこういった取り組みを継続していくことで双方の相互理解が深まることが期待されている．

〔亀井克典〕

2 急性期病院と在宅医療連携 ①
― 急性期病院と在宅医療との隔たりから ―

はじめに

　「ときどき入院，ほぼ在宅」というキャンペーンが，超高齢社会を迎えたわが国の目指す医療環境とされるが，その移行期と考えられる現在を急性期病院の観点から臨み，問題点とともにいくつかの方策を示すこととする．

A｜病院 → 在宅の流れから起こりがちなこと

　さまざまな病期分類のある中，医療入院，医療機能分化の観点からは，高度急性期・急性期・亜急性期あるいは回復期・療養期といった病床分類がある．医療の必要上，それぞれの病床を経時的に移行していくこととなる．なかでも急性期病院は，受療の時間軸上では，その過程において早い段階に位置する．

　それぞれの病期を経つつ，病床を有する施設の間では連携という関係性のもと，情報のやりとり，調整を経て患者移動がなされていく．このため，これら病床群の間には，取り決めや内諾といったような一定のコンセンサスや，いわば局地的ルールが形成され，その上で患者移動がなされる．この間を取りもつのが連携部門であり，中でも患者移動前施設の退院支援部門と移動後の連携部門がつなぎの役割として，実務的な連絡や調整を行い患者移動の仲介をなすことが一般的である．

　一方，在宅医療は多くの場合，患者を中心として，その限られた居場所の近くで完結されるべく医療が営まれるのが通例である．この点を，先ほどの高度急性期～療養期までの病期とともに移行する時間軸と照らしてみると，地域という二次元的な広がりの中にある別な二軸の上に乗っているともいえる．在宅という，医療を受けつつ住まう場を中心として，介護をはじめ，より地域に密着したさまざまな社会サービスも含めた，地域という平面的に展開された医療・介護の社会の中で，患者は包括ケアを受ける動きとなる．入院医療の過程の流れの病期を垂直方向の時間軸とすると，この軸とは直交する，地域という

二次元的な，いわば水平的な面の中に包括ケアは展開される．

　入院病期での垂直移行と地域平面で織りなす三軸の中で，患者は医療の病期と場を移動していく（**図Ⅱ-2-1**）．この病期と地域という直交する異なる軸が存在する中で，患者は高度急性期・急性期・亜急性期あるいは回復期・療養期という，各病期におけるそれぞれの過程の中で入院医療を受ける．この中で，医療的かつ

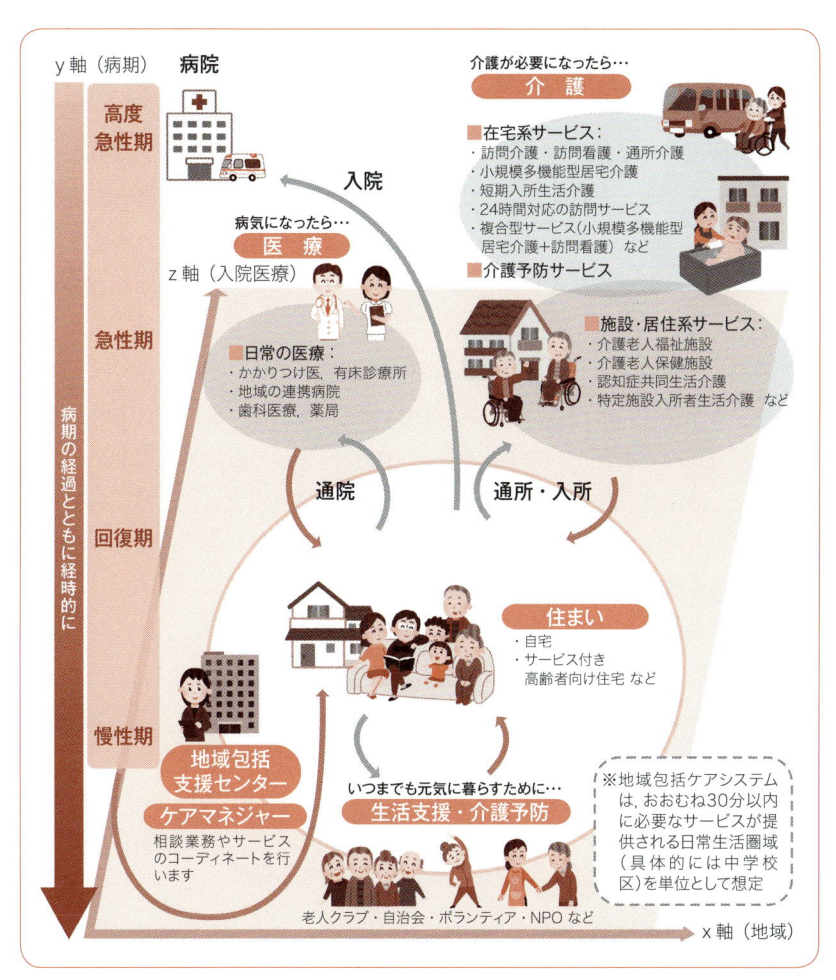

図Ⅱ-2-1　地域包括ケアシステムと入院医療が織りなす三軸

基本は x 軸と y 軸がなす自宅を中心とする地域の包括ケア．入院が必要な場合は，z 軸がなす経時的な機能分化に従う入院．

（厚生労働省 平成 27 年度 地域づくりによる介護予防推進支援事業「地域包括ケアシステムの構築」（平成 27 年 5 月）資料 1, p.20 を改変）

社会的に在宅という選択肢と患者・家族の希望が一致すれば，入院している病院を出て，そこから在宅医療へと，いわば水平方向の地域にスライド移行が可能となる．

病院から在宅医療への移行は，その頻度において，医療の過程では初期に属する急性期よりは，医療や看護の必要度などの点では，医療状況がより安定した回復期以後での移行場面が多いと考えられる．高度急性期など病態がまだ十分安定しない時期に，限られた医療資源での対応が求められる在宅医療へとすぐに移行するには，その医療の必要度の点から，連続性においてギャップの存在する可能性が生ずる．「療養の場を移行する接続」という点において困難が多く生じがちとなる．このように急性期病院と在宅医療の間には，扱う疾病が安定するまでの期間，そして回復期・療養期などと比べ実際の移行の頻度においては，医療ニーズをつなぎ合わせるという連携上では，大きな隔たり，距離が生じがちになる．

このため，地域医療と隔たりのある急性期病院のスタッフにとっては，在宅医療を含む水平的に展開される地域の包括ケアに関して，これに日常的にかかわる退院支援などの部門のスタッフを除いては，想起の対象外となりがちとなる．たとえ患者の「自宅に戻りたい」という期待があろうとも，急性期病院のスタッフはより円滑な次の病院・施設への移行などを優先しがちとなり，在宅医療に心理的距離を置く者が多いのも自然ななりゆきともいえる．

そしてその隔たりのあるまま，高度急性期・急性期病院では，急性期としての医療が完結し，次の医療過程の病院・施設へと移動していく流れが形成され，この状況が続いていく．これが，「ときどき入院，ほぼ在宅」への円滑な移行を阻んでいる1つの要因とも考えられる．

B 在宅 → 病院の逆の流れでみられる状況

前述の内容は病院 → 在宅の流れであったが，逆の流れも考えてみる．

在宅医療では，在宅という限られた空間とかかわる医療資源が限られる中，在宅医を中心に，ともに支える医療・介護スタッフのもと，想像力と創造力を駆使してその想定内での在宅医療が能う限り展開される．しかし患者が人である以上，想定された以外の医療・社会事象が，突発的に生じることがある．

このような際，必要な場合には在宅 → 病院への医療の流れが生じ，何らかの医療的な需要が発生するため，在宅から急性期病院へと患者移動が起こる．このとき在宅医療を受けていた状況から，それぞれの施設へと患者が移動し，在宅医療で受けていた医療内容と病院での医療内容の差異が，部分的にではあるが明らかとなる．この際に，限られた医療資源の中，創意工夫で在宅医療を継続すべく保っていた患者状況が，病院での医療的常識とされるものと大きく乖離していることも少なくはない．

このため，病院医療者の中には，在宅医療は限られた医療資源の中で進められる，ということに想像が及ばず，在宅で展開される医療との乖離について，病院という限定された医療社会の視点から，「このようなことも，あのようなこともなされていない」というマイナス評価の観点で状況を判断してしまう者が少なからず存在する．

特に，経験の少ない研修医や大学病院や高度急性期病院といった高次の施設しか経験していない医療者，つまり比較的高度かつより純粋な構造の世界にしか生きていない医療者の一部においては在宅医療の現場への想像が及ばず，「どうしてこのようなことがなされていないのか？」という視点へ陥りがちである．このため，限られた医療資源と家族や周囲を支える人を含めた患者を取り巻く資本で，それまで懸命になんとか支えられてきたせっかくの医療・介護も，このような視点においては十分な理解がなされず，マイナス評価のみに陥ってしまう．

また一方で，在宅医の医療の知識・判断基準も，結果としての善し悪しは別として，広く医療者の目にさらされることはなく，閉ざされた世界の中で完結する．医学的判断や対応において，そうせざるを得ない事象も含め，主観的に医療が進められがちである．この点でも，病院と在宅医療の間には，医療における認識や判断，その行為などにおいて，乖離が生じ得る．

極論からすると，病院側の医療者，在宅側の医療者の「重ならない」世界が出会うのが，窓口となる接点，たとえば搬送先の急性期病院，救急の現場などとなる．急性期病院と在宅医療との乖離から生じるトラブルを往々にして目の当たりにする救急の場には，小児・若年層・生産年齢を含む緊急処置を要する患者の診療も並行して行われることも多い．これらの対応にあたっては，専門性をもって使命感を盛んに燃やすことのできる医療であるが，在宅医療からの症

例の多くは，「遅れてやって来た」「いままでは何をしてきたのか？」「（この状況まできて）なぜ在宅で完結しないのか？」との心象をもたれやすい．

　在宅医療との差異は，急性期病院の救急の現場で働く医師の情熱，モチベーションに影響を与える可能性は厳然としてあるのが事実である．

C 急性期病院内での強制力を発揮して ─ 名古屋第二赤十字病院での例 ─

　「馬を水辺に引いていっても水を飲むかどうかは馬次第」ということわざがあるように，在宅医療に理解の乏しい急性期病院の医師に，あるべき望ましい行動を取らせることは容易なことではない．その一方で，在宅医療の現場からは，入院医療を必要とする患者が次々と送られてくる．この入院対象とされる在宅医療患者を，入院側の医療従事者がどのように入院対処するかは入院医療機関側の判断に委ねられる．

　同じ病態・病状であっても，A医師は入院させるが，B医師はその場で適切と考える処置を示唆して入院不要と判断，といったような事象が起こり得る．在宅での解決が困難で送られてきた状況であるにもかかわらず，元の在宅医療の現場にＵターン，といったように，病院医療者による判断のばらつきが生じる．これは在宅医療の側からすると困ったことであり，医療者，家族を含め在宅を支える人々の思いが反映されない情況が多々繰り返されることにもなる．

　それを防ぐ１つの方策として，在宅医の側に入院判断の決定権限を付与する措置を，以下のように病院が業務命令として定めてしまうことを方策として，挙げてみる．

（1）開放型病床の利用 ─ 入院権限の付与 ─

　地域医療支援病院などでは，開放型病床を準備することが定められているが，開放型病床に入院後，入院施設側・紹介医側がどれだけ医療提供にかかわるかはそれぞれの施設の定めるところによる．そして入院の判断や主権についてもそれぞれの施設で分かれるところと思われる．

　名古屋第二赤十字病院では，1997年の開放型病床導入以来，利用規約遵守の契約の上で，登録している紹介医（通称，登録医）に入院の権限を付与している．これにより，入院の判断は紹介医側が行うことになり，病院側医師の判断する

ところではなくなる.

　病院側医師にしてみれば,「自分の施設の病床なのに入院決定権をもたない」という自施設の空間と権限においては従来とは矛盾する病床の設置に,違和感をもつ者もいる.この点は,職員への周知,徹底が大切で,「開放型病床とは,院内に病床がありながら,唯一職員が入院の決定権限をもたない病床群」と説明し,「入院の決定権限は登録医の側にあり,異をとなえることはできない」と申し伝えることとしている.これはすでに在籍している職員に伝えるのはもちろん,急性期を支える若い職員の入れ替わりの激しい当院では,入職時のオリエンテーションにおいて繰り返すこととしている.もちろん前述のような取り決めをしていても症例による逸脱はあり得るため,開放型病床に関する記録や関与者の伝達による日常のチェックにより,エラーの減少と繰り返しの公告に努めるようにしている.

(2) 登録医からのシール ―「在宅医療の限界」という表示として ―

　多くの場合,上記のような開放型病床の備えがあれば,入院が保証されることになるが,開放型病床をもたない施設もある.また当院でも開放型病床が満床であったり,あるいは在宅医が入院施設の登録医になっていない,すなわち入院権限を付与される契約を行っていない場合などがある.そのような際にも在宅からの入院を保証する措置として,可視化できる取り決めがあればよいことになる.

　在宅医も,外来・入院での患者紹介などに際し,診療情報提供書として紹介状を入院施設に送るのが通例である.この際に,紹介患者につき入院施設側が入院を請け負う,約束を交わしたしるしと定めた徴証を紹介状に付すというシステムにしておけば,紹介状を一目見て入院の保証がなされることとなる.

　名古屋市昭和区では,2014 年に在宅医療連携拠点事業を医師会が受託し,地元の昭和区制定の花の名前を冠し,「ハナミズキプロジェクト」として,区内の医療施設がこの事業に参加をした.その際に「ハナミズキシール」なるシールを作成し,在宅医が紹介状へと貼り付けることで,ハナミズキプロジェクトでの紹介・応需のやりとりのしるし,徴証とした.

　急性期病院の当院に患者が送られてくる場合には,このシールは「在宅医療の限界」であることを病院の解釈として定め,全例入院対象とすると医師に伝

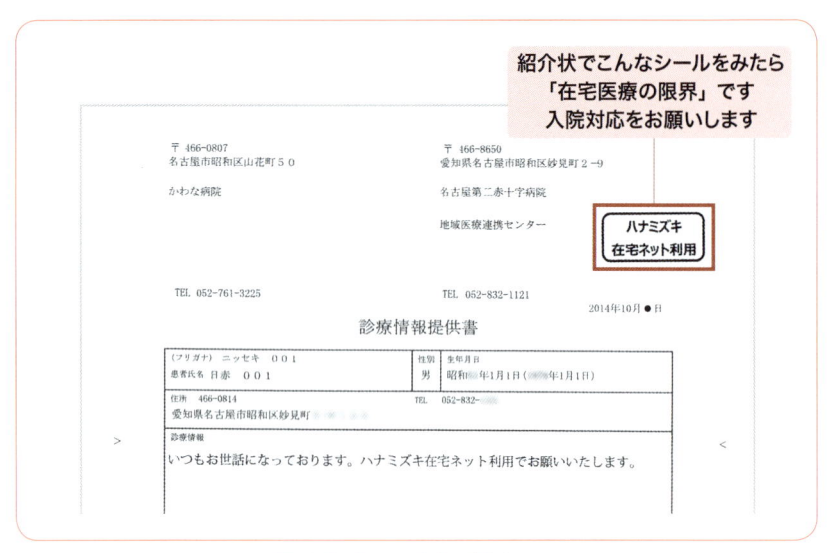

図Ⅱ-2-2　ハナミズキシール

達を行い，遵守・励行を促した．医師は紹介状にこのシールが貼ってあれば，先ほどの「在宅医療の限界」と読み替えて，入院に応ずる，という姿勢をとることになった．医療者職員への公告としての例を図Ⅱ-2-2に図示する．

　以上（1），（2）を例にあげたように，病院として強い強制力を発揮して，業務命令でこのルールを守ることは，地域の在宅医療の受け入れに有効であり，地域の在宅医療の推進に資するものと考える．

D　職員教育 ─ 名古屋第二赤十字病院での取り組みの例 ─

　先にも述べたように，急性期病院と在宅医療には隔たりがあり，理解の乏しい職員も少なくない．このギャップを埋める方策が，職員教育である．

　国立長寿医療研究センターと名古屋市医師会の共催のもと，「急性期病院における在宅医療連携研修会」を開催している．就業時間中，病院施設に，地域の在宅医療・介護のスタッフに来院していただき，一緒に座学を受講した後，症例提示のもと院内のスタッフ，地域の医療・介護職員とともに，在宅医療に関するグループワークを行うというものである．地域の医療・介護者の参加を要

請する際には，行政機関である在宅医療・介護連携支援センターの協力を仰ぎ，医師会・行政・病院などが協働して地域の在宅医療の向上を目指して開催をする講習会の位置づけとなっている．

　名古屋市内では，急性期の各病院でこのような取り組みが実施されているが，研修医を対象として進められることが多いようである．当院での開催での1つの特徴としては，「指導者こそ在宅医療への理解を」ということで，研修医対象ではなく，副院長を含む各部門の代表部長を皮切りに受講を図っている．

　組織の活性化の方法として，活動度の低いグループを浮揚する方法と，活動度の高いグループのさらなる活性化を図る方法があるが，通称，3：4：3（さしみ）の法則などといわれるような，3割の意識の高い群を刺激する方策をとり，講習を受けた職員の周囲への指導が行きわたることを目指している．受講者の抽出としては，症例数の多い消化器部門系の長を招請したり，循環器疾患をテーマの中心として関連各科の参加を指定，総合診療として縁の深い総合内科に受講者を絞るなどの工夫をしている．

　副院長や診療部長が，直接そのまま在宅移行への対応を日々行うとは限らないが，退院時の受け皿としての地域の在宅医療・介護という医療資源を理解し，その仕事に携わる方々の創意工夫や熱意に触れることで，在宅医療への理解を深め，入院後の在宅という選択肢の存在を意識する機会となる．このような研修会を通じて周りの職員に在宅の可能性を打診するようになることは，急性期病院施設内での影響力としては少なからざるものがあり，時間としては限られた時間の講習ではあるが，地域を支える病院の1つとして，その啓発意義には大きなものがあると考える．

おわりに

　急性期病院のスタッフに地域医療の現状への十分な理解がない状態をこのまま放置すれば，何事も変わらず，研修指定病院としても，在宅に否定的な見解をもつ医師を世に送り出すことになる．

　超高齢社会を迎え，少子高齢化にて限られた社会保障財源のもと，住みなれた場所で終末を迎えるべく生活をしたいという人々の願いを叶える方策の1つが在宅医療推進である．

　医療の発生の初期を支えるのが急性期病院である．内部に矛盾もはらむ地域

の医療ではあるが，そんな中でも患者と医療ニーズは刻々と発生しつづけること，その生じ得る不利益についてはできるだけ少なくすべく，現実的な方策をとる努力を払うこと，支える入院施設である病院の協力なくして地域の医療・介護・福祉の向上はないということについて，急性期病院に所属する職員が意識できるような取り組みが，現在の医療に求められていると考える．

— 文献 —
・有賀　徹：救急医療 最近の動向. 今日の治療指針 2015年版（Vol.57），p.5-8, 医学書院, 2015.
・土屋幸己：地域包括ケアシステムの考え方とその実践〜富士宮市における地域包括ケアシステム構築の取り組み〜. 地域ケアリング, 2015；17（7）：65.
・池端幸彦：急性期病院が機能アップを図るための戦略とは. 日本慢性期医療協会誌, 2015；23（5）：8-13.

〔塚川敏行〕

3 急性期病院と在宅医療連携 ②
― 地域医療連携の充実への歩み ―

はじめに

　福岡市医師会成人病センター（以下，当院）は，1963 年に福岡市医師会病院として九州で最初に設立された医師会病院である．設立当時は看護学校，臨床検査センターと併設されていたが，1983 年に福岡市立病院の統廃合に関連し，福岡市早良区に単独移転改築され，現名称に改名され現在に至っている（2018 年4 月より「福岡大学西新病院」となる）．設立当初より医師会会員支援と健診事業を中心に，開放型病床 100 床を有し，外来・入院での検査，治療や医療スタッフの教育を積極的に行ってきた．現在は，包括医療費支払い制度（diagnosis procedure combination：DPC）対応，7 対 1 看護体制をとる病床数 120 床の内科系二次救急急性期病院として引き続き運営されている．医師は 3 大学（久留米大学，福岡大学，九州大学）の医局より派遣され，循環器内科，代謝内分泌内科，消化器内科，血液リウマチ科の各科専門医を含む 17 人であり，内科学会教育関連施設をはじめ各専門領域の学会認定教育施設などの認定を受ける各大学の教育関連施設でもある．

A 在宅医療を行う医師の支援を行うまでの経過と取り組み

（1）現状と経過

　医師会病院の多くは，設立目的より地域支援病院の役割を担い発展しているが，都市部では地域支援病院認可の基準が高く取得が困難であり，多くの基幹病院がその役割や機能を果たすようになり，医師会病院としての機能のあり方が検討されている．当院では約 10 年前にレスパイト入院を含めた慢性期患者の受け入れを試みたことがあるが，多くの職員の満足度やモチベーションの低下があったため，その取り組みを中断し従来の急性期病院として継続している．

　現在は都市部でも超高齢社会となり，独居生活，老老介護，認認介護など脆弱な生活環境が顕著となり，潜在的医療必要度の増加や患者・家族の要望や希

望の多様化に伴い，その対応に苦慮する事案が増加する状況である．当院でも年々入院患者の高齢化や，繰り返す入院患者の増加に加え，患者の基本的なADLの低下が顕著になり，急性期医療に限定した通常の医療体制のみでは不十分である．そして，治療看護に加え介護の考え方が必要となり，特に急性期病院においても，治療早期よりリハビリテーションの重要性や入院時より退院後の生活をサポートするための多職種の介入が必須の条件となっている．

都市部においては，地域支援病院を担う超急性期・急性期病院に対する慢性期・回復期の受け皿となる病床が慢性的に不足した状況である一方，在宅医療を行う医師数も年々増加し，在宅復帰を推進する地域医療連携が行われ，新たな医療連携体制が形づくられようとしている．しかし，多くの高度急性期病院や急性期病院では，診療・看護基準により，在宅療養患者の急変時などの受け入れ病床の確保が困難であり，在宅医療を積極的に行っている医師を支援する体制は非常に脆弱と思われる．

筆者は2012年4月に当院に着任したが，医師会病院の特性である医師会会員の支援体制の強化を図り，都市型の医師会病院の姿を明確にすることを目指し，従来の会員支援体制の主要な項目である，①専門医療の推進，②二次救急体制の強化，③初診時検査報告体制に加え，増加していた，④透析患者の救急対応，⑤在宅医療支援体制の確立，の5点を提案した．これらの取り組みが，当院を利用する医師会会員を中心とした医療機関，医師派遣を委ねる各大学医局，さらに病院の全職員の満足度を高め，病院経営を支えることにつながる必要がある．

まず，救急医療を積極的に行うことと専門医療を積極的に推進することを明確にし，「断らない体制」の構築を目指した．24時間入院可能な体制で，要望の高かった緊急時の透析患者を受けることや紹介患者を100％お返しする「返患」を促進し，外来診療を初診・救急対応中心とした．そのため，医師確保と可能な限り医療機器の充実を図り，外来での検査機能を高め，紹介日当日に情報提供書を返信する取り組みも併せて実行している．その結果，紹介患者数とともに専門分野の各種検査件数や入院患者数が明らかに増加した．会員医療機関や医局に対し内科系急性期病院の価値を提示できたと考える．

入院患者が増加するにつれ，在宅医療にかかわる医療機関が増加し，介護老人保健施設やサービス付き高齢者向け住宅などの療養施設から誤嚥性肺炎などの救急患者が搬送されるケースも同様に増加した．何らかの医学的問題を抱え

十分な看護を行うべき患者も増加すると同時に，治療目標レベルはすでに設定され，かつそのレベルが徐々に低下していく症例も多く，看護よりも介護の比重が高い状態の患者や，ご家族や介護関係者とのコミュニケーションに多くの時間を必要とするというような新たな対応力が必要と実感することになった．そのため，当院職員に対し，当院を受診し利用いただいている患者は，これまでわれわれが思っていたよりもはるかに高齢で，何らかのハンディキャップを有した方がほとんどであり，従来の寛解・治癒が最終目標ではなく，治療退院後も持続的な医療や介護が必要な人々であり，病院のすべての職種が全力で対応しなければならないとの意識改革が必要と考えた．

　先に述べた約10年前の取り組みと異なり，レスパイト入院に関して，職員の満足度はほとんど低下を認めなかったが，当院が在宅医療連携に携わることの意義とその理解を共通認識とし，意識改革を徹底するために，病院全体で病院の基本理念とその文言の見直しを行った（図Ⅱ-3-1）．

旧 病院理念

「患者さんのために」やさしく水準の高い医療を提供します
基本方針は

一．医師会病院の誇りのもとに感謝と愛情の念をもって地域医療に貢献します
一．機能分担と連携により効率的で良質な医療サービスを提供します
一．人材の育成に努め時代の変化に対応できる組織をめざします
一．職員は相互理解と思いやりの精神をもって自己研鑽に努めます

新 病院基本理念（2014年4月改定）

「患者さんのために」まっすぐで温かい眼差しを持ち信頼される医療を目指して

一．感謝と愛情の念を持って一人ひとりの人格と価値観を尊重して人を大切にする医療を担います
一．たずさわる仕事に誇りを持ち，相互理解と思いやりの精神を持つチーム医療を推進し，安全・安心で良質な医療サービスを提供します
一．医師会病院としての責務を理解し積極的に地域医療に貢献します
一．人材の育成に努め，時代の変化に対応できる組織を目指します
一．私たちは，信頼される医療人を目指し日々自己研鑽に努めます

図Ⅱ-3-1　病院の基本理念の見直し

（2）病院理念の改変

　旧来の基本理念は，現在も用いている「患者さんのために」であるが，基本方針では概念的な内容にとどまり，どのような姿を目指すかを示し得ていないと考え，新たな病院の基本理念では「患者さんのために」のあとに「─まっすぐで温かい眼差しを持ち信頼される医療を目指して─」とすることですべての病める方に対する心のあり方，行動指針を明確化した．さらに細項目で心のあり方や目指す医療人の姿や病院の取り組みを明記し，病院全体で取り組む内容として掲げた．この変更を経て，スタッフの姿勢もより温かく患者の立場を尊重した姿に変化し，患者からも感謝の言葉をいただくこととなった．

（3）新病院理念の改変に伴う在宅医療支援入院プロジェクト

　この基本理念を中心に，在宅医療支援入院プロジェクトを開始した．このプロジェクトは，その名の通りレスパイト入院や在宅や在宅系施設の急患症例を受け入れると内外に宣言したものである．院内では，看護に加え介護の部分も多くなり，看護や医療サポートの効率的で十分な体制を検討することを目的に，「にのさかクリニック」の二ノ坂保喜医師に紹介いただいた症例の振り返りをお願いし，受け入れ体制，入院中の対応のあり方，退院時のあり方など多岐にわたるチェックを繰り返し行い，対応や考え方の修正を行った．

　指導により基本的な体制や流れを確認することができた．在宅医療でよく用いられている言葉に「病院でできることは在宅医療でもできる」があるが，さらに，介護の考え方や在宅医療のあり方などの理解をさらに強化するため，病院医療でも意識すべきこととして「在宅でできることは病院でもできる」を掲げ，約8か月のプロジェクトを進めた．このプロジェクトで一定のシステムが構築され運用を開始している．

　基礎疾患や高齢者特有の疾患などの理解を深めるとともに，介護力を含めた看護力の強化を目標とし，認知症ケア，嚥下・口腔ケア，排泄ケア，緩和ケアチームなどを立ち上げた．栄養サポートチーム（nutrition support team：NST），感染対策チーム（infection control team：ICT）や嚥下ケアチームなど既存の取り組みに加え，糖尿病療養指導士認定活動や心疾患患者への心臓リハビリテーション活動と同様に多職種でのケアチームを進める目的である．しかし，これらのケアチーム活動の専門的知識をもつ者が少なく，積極的に関連研

修会などを利用し資格取得をするといったレベルアップが課題となった．本来，病院職員は各分野の専門職集団であるため，各専門分野に限定した知識や行動では職員間の相互理解や補完的働きが時に乏しくなりやすい．そのため，複数の専門分野をもつserial mastery（専門技術の連続習得）を促すことで，個々の幅広い能力と補完的働きを意識することを期待し，大分県が1979年に提唱した「一品一村運動」に準え，one person one power project（OP^2）活動と名付けた人材育成と自己研鑽を後押しする体制を設けた．

　在宅医療支援入院プロジェクトの主たる目的は，上記の通り職員の意識改革であり，受け入れ体制の整備である．それに連動して退院支援も無理なく行えるものと考えている．すでに当院の65歳以上の入院患者全員に対してスクリーニングシート高齢者総合機能評価（Comprehensive Geriatric Assessment：CGA）7を用い，認知症・フレイルの早期発見を漏らさずチェックし，必要な医療に加え，必要な介護サービスを受けることができるように積極的に関与している．退院前の病棟カンファレンスでは，症例ごとに各職種の担当者が把握した問題点とその対策を簡潔に発言するように取り組んでいる．この取り組みで問題点の捉え方やその対処のあり方を共有し，適切な看護・介護を提供できると考えている．また，退院時報告書を全職種で作成している．報告書のあり方などいまだ不十分であるが，引き続き取り組んでいる状態である．

B　在宅医療支援を行うことでの変化

　地域医療連携で不十分と思われる部分は，急性期病院から慢性期・介護期の患者を受け入れる病床の確保の連携と，在宅医療から一般病床への連携である．そこに多くの課題があるが，その課題を共通認識とすることで解決可能と考える．特に，在宅医療を支援する取り組みは，決して医療スタッフのモチベーションを損なうものでもなく，必要とされる内科系教育病院としてのあり方を提示できるものと考える．

　今回の取り組みでは，「疾患ではなく患者を全人的に対応すること」を新たな病院の基本理念と変更し，職員のプロ意識を尊重し，かつさらなる分野への積極的な取り組みを促すことで，積極的な在宅医療支援を実行できたと感じている．同時に外来診療や健診事業での接遇のあり方にとどまらず，病院経営にも

良い効果をもたらしている.

C 今後の課題

　今回，在宅医療支援活動に取り組むにあたり感じたことは，職員の前向きな行動力をつくり出すためには，従来の救急病院での活動と同様に，この活動の価値を実感してもらうことが重要ということであったが，当院における在宅医療支援活動は始まったばかりで未解決の課題も多く存在する．特に，この活動を継続していくことの大変さも理解する必要がある．そのうちの1つはスタッフ配置の問題である．急性期病院であるため，介護に割く時間が増加すると本来の看護業務への負担が大きくなり，労働（職場）環境が損なわれる．適切な職種別人員数と適切な配置を行うことや適切な受け入れ患者数の把握とコントロールが重要である．しかし，診療報酬改定や看護体制の変化や人員確保など多くのハードルがあると考える．また，レスパイト入院などでは，在宅と変わらぬ支援が得られることを当然と思っている利用者もあり，利用前の十分な情報開示や在宅医の説明などが大切な事案と考える.

おわりに

　当院をはじめとした急性期病院は，地域連携の拠点病院としての役割を担い，すでに，病病連携や病診連携など地域連携活動は活発に行われ，退院支援体制も有機的に活動し機能していると考える．しかし，在宅医療が増加する現状では，急性期病院にとって在宅医療の取り組みは喫緊の課題であり重要と考える．在宅医療や介護に関係する職種や公的な仕組みには医療と異なる点も存在し，相互の情報の質や量に関した共通認識の構築が必要であるが，当院で行っているような在宅医療支援の取り組みは，地域医療連携部の充実とともに患者ごとのさまざまな問題点や課題に対して丁寧に対応することで，適切な情報のあり方や在宅医療との相互理解が深化すると思われる．この在宅医療への取り組みが，広く急性期病院で行われ，在宅医療を理解し退院後の姿を見据えた連携が自然な流れとなり，地域医療連携の大きな柱となることを期待する.

〔壁村哲平〕

4 > 中小病院と在宅医療連携

A | 地域に密着した中小病院の役割

　医療法人生寿会かわな病院は，名古屋市の中心部に近い昭和区に位置する 53床の小規模病院（10 対 1 一般病床 30 床，地域包括ケア病床 23 床）で，昭和区内唯一の在宅療養支援病院である．

　昭和区は 2015 年には人口約 10 万 7 千人，高齢化率は 23 ％で，住宅地，商業地，大学などの文教施設が混在する地域であるが，在宅医療にかかわる医療機関・介護事業所は数多くあり，2017 年 3 月 1 日現在で，在宅療養支援診療所は20，訪問看護ステーションは 13 あって，名古屋市内の中でも在宅医療サービス提供体制は手厚い地域である．また，区内に高度急性期病院の名古屋第二赤十字病院，名古屋大学医学部附属病院があり，救急・急性期医療も充実している．

　こうした中で，かわな病院のような中小病院は，より地域住民に密着した医療・介護サービスを提供することで，地域の中で生きていくことができる存在である．在宅医療・介護についても，自らサービスメニューを充実させるとともに，地域のかかりつけ医，さまざまな介護事業所と連携し，また急性期病院と在宅医療・介護連携の橋渡し役も期待されており，在宅医療バックアップベッドの役割も含めて，地域包括ケアの要となることが期待されている．

B | 在宅療養支援病院とは

　主な施設基準の概要は，①200 床未満または 4 km 以内に診療所がない病院，②24 時間連絡を受ける体制を確保している，③24 時間往診可能である，④24時間訪問看護が可能である（訪問看護ステーションとの連携でも可），⑤緊急時に在宅療養患者が入院できる病床を確保している，⑥連携する保険医療機関，訪問看護ステーションに適切に患者の情報を提供している，⑦定期的に在宅看取り数などを地方厚生局長などに報告している，といったものである．

　中小病院が積極的に自ら訪問診療に出かけており，地域のかかりつけ医や訪問看護ステーションなどとも連携を密にしてバックアップベッドを提供し，在宅医療・介護を支える中核センター的な役割を担う場合の診療報酬上の評価として創設されたものであり，かわな病院が現在担っている役割そのものが制度化されたようなものであると言えよう．

C 地域の在宅療養支援診療所との機能連携 — 機能強化型在宅療養支援診療所・病院 —

　現行の診療報酬体系では，地域の在宅療養支援診療所とバックアップベッドをもつ在宅療養支援病院の医師が連携を組み，①連携グループ内に在宅医療を担当する常勤の医師が3人以上配置されている，②過去1年間の緊急往診の実績が，連携内で10件以上・各医療機関で4件以上，③過去1年間の看取り実績が連携内で4件以上・各医療機関で2件以上，④月に1回以上情報共有，連携のためのカンファレンスを行うことなどを満たせば，機能強化型在宅療養支援診療所・病院と認定され，在宅医療にかかわる診療報酬が高く設定されている．

　かわな病院でも，地域の7か所の在宅療養支援診療所と連携を組み，毎月第2金曜日の夜8時から，かわな病院の会議室で連携カンファレンスを開催している（図Ⅱ-4-1）．

　そこでは，重症例，対応困難事例の紹介と意見交換，夜間・休日の相互バックアップや入院バックアップの依頼，制度や各種書類などにかかわるさまざまな疑問についての確認やそれぞれの医療機関での実践紹介，地域での在宅医

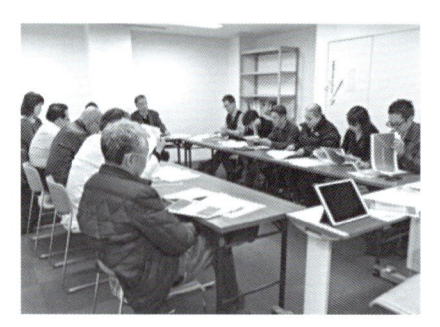

図Ⅱ-4-1　連携カンファレンスの様子
（かわな病院 会議室内）

療・介護推進イベントの紹介など，ざっくばらんに意見交換し，地域での在宅医療の連携強化や質向上に寄与している．

　また，すでにこの連携関係を開始して5年以上が経過しており，週1回のカンファレンス時だけでなく，参加している医療機関同士は「顔の見える関係」が構築され，日常的にお互いにやり取りして連携し，助け合う関係に深化してきている．

　かわな病院は会議室の提供だけでなく，連携の事務局としての役割を担っており，緊急往診や看取りなどの実績集計，カンファレンスの資料や議事録作成，複雑な制度運用の方法や申請書類などについての各医療機関からの問い合わせ対応などを行っている．1人の医師で開業されている診療所では事務の人員体制も不十分で，医師自身も診療に忙殺されているのが実情であり，在宅療養支援病院がそういった点をサポートすることにより，地域の在宅医療連携の実効性を高めることができている．

D かわな病院地域包括支援センターの取り組み

　かわな病院では，これまで地域に密着したさまざまな在宅医療・介護を展開してきた．これらを統一的な組織とし，日常的な連携を密にするため，「かわな病院地域包括ケア支援センター」として2016年度より本格的に運用開始している．

　事務部門も「地域包括ケア支援センターマネジメントオフィス」として病院本体から分離し，地域のニーズに迅速に応え，ほかの医療機関・介護事業所とも積極的に連携していく体制を強化している（図Ⅱ-4-2）．

E かわな病院緩和ケア在宅療養支援センターの取り組み

　高齢化の進行に合わせて，がん末期患者の急速な増加が予想されている．また認知症末期など非がん患者も合わせて在宅療養緩和ケア・看取りのサポートが地域では必要である．

　かわな病院では5年ほど前から「緩和ケア・在宅療養支援センター（在宅ホスピス）」の運用を開始し，緩和ケアサポート外来，訪問診療などの在宅療養支援，病棟や併設の老人保健施設ヴィラかわな，サービス付き高齢者向け住宅アンジュかわなへの入院・入所・入居による緩和ケアサポートなどを総合的に活用

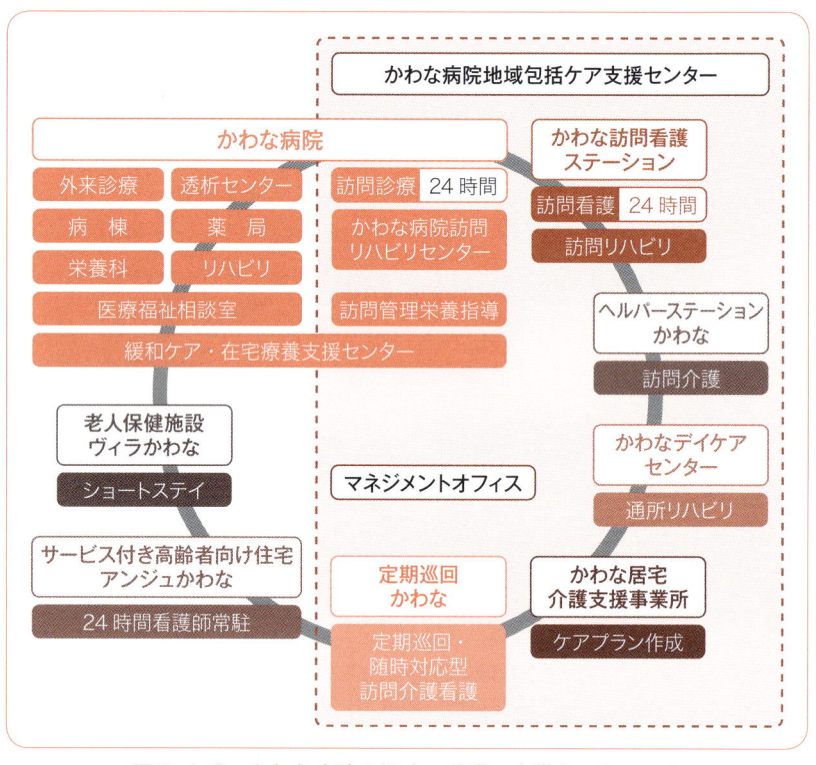

図Ⅱ-4-2　かわな病院の医療・看護・介護ネットワーク
（かわな病院地域包括ケア支援センターマネジメントオフィス作成資料）

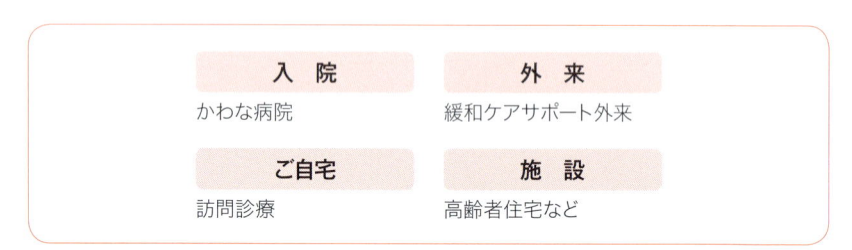

図Ⅱ-4-3　利用者に合わせた緩和ケアサポート
必要なときに，どこにいても，がんの方も，がんではない方も緩和ケアを受けられる体制を構築している．

（かわな病院地域包括ケア支援センターマネジメントオフィス作成資料）

し，患者・家族にとって最も幸せな最期の療養生活とは何かを，ともに考えながら支援する仕組みを構築している（図Ⅱ-4-3）．かわな病院訪問診療部では，現在年間100人を超える在宅看取り（有料老人ホーム，サービス付き高齢者向け住宅なども含む）を行っている．

F 地区医師会，病院，行政，地域の介護事業所などとの連携の取り組み

(1) 昭和区医師会を中心とした在宅医療・介護多職種連携の取り組み

名古屋市昭和区医師会は，名古屋市医師会の在宅医療・介護連携システム推進に積極的に協力している．かわな病院も名古屋市医師会昭和区在宅医療・介護連携支援センター（中核的連携支援センター）の併設委託を受け，職員の出向派遣も行い，昭和区医師会を中心とした在宅医療・介護多職種連携の下支えの役割を担っている（図Ⅱ-4-4）．

昭和区では昭和区医師会長が議長を務める「昭和区在宅医療・介護連携会議」

在宅療養に関する相談窓口
在宅療養を始めたい場合や，自宅での療養生活などに関する各種相談について，専門知識を有する相談員が対応

住民への普及啓発
講演会を開催し，市民の皆様に在宅医療・介護に関する情報の普及啓発をはかる

地域の医療・介護資源の把握
地域の医療・介護資源の把握

医療・介護関係者への研修
医師や看護師，ケアマネジャーや介護事業者などの多職種向けの研修会を開催し，医療と介護の顔の見える関係づくりを進める

切れ目のない在宅医療・介護連携体制の構築支援 ▶ **退院時の連絡・調整支援**

情報共有ツールの活用支援・普及促進 ▶ **後方支援病院などとの連絡・調整支援**

名古屋市医師会　在宅医療・介護支援システム

図Ⅱ-4-4　在宅医療・介護連携支援センターの主な役割
（名古屋市医師会昭和区在宅医療・介護連携支援センター作成資料）

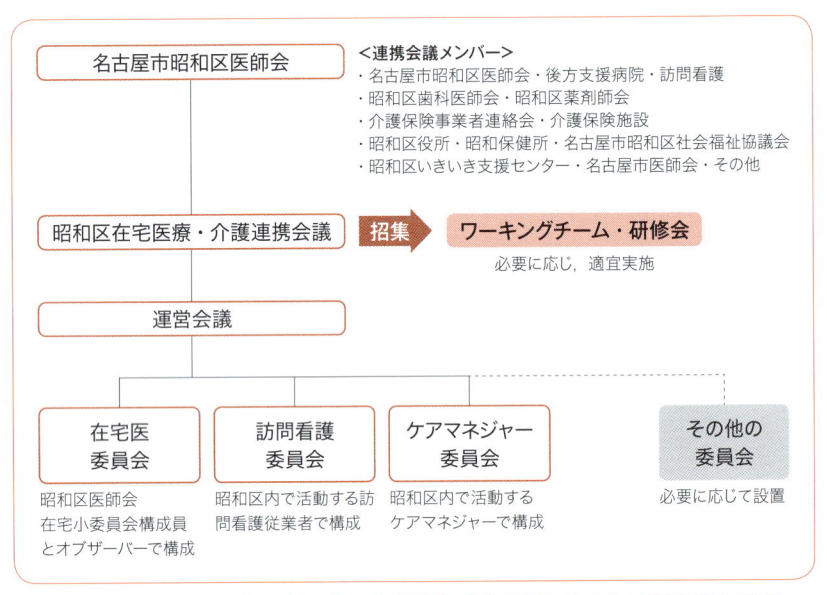

図Ⅱ-4-5　名古屋市在宅医療・介護連携推進事業にかかわる昭和区体系図
（名古屋市医師会昭和区在宅医療・介護連携支援センター作成資料）

を中心に職種別会議や多職種連携会，ワーキングチーム，各種研修会が企画され，運営されている（図Ⅱ-4-5）．

(2) 名古屋市医師会在宅医療・介護連携システムモデル事業の取り組み

　名古屋市昭和区医師会では，名古屋市医師会在宅医療・介護連携支援システムモデル事業として「かかりつけ医在宅看取りバックアップシステム」を試行している．これは，土曜日夜間，日祝日に限り，かかりつけ医が診療している在宅療養患者のうち，在宅看取りを希望されており，急変時に救急搬送や延命処置を行わないことを患者・家族が了解されているケースについて，あらかじめかかりつけ医が対応できない事情がある場合，名古屋市医師会昭和区在宅医療・介護連携支援センターが仲介し，事前の情報通信技術（information and communication technology：ICT）などによる情報共有を前提として医師会員の有志が輪番でバックアップ待機・在宅看取り代行をするシステムである．有志の輪番医には，地域の在宅療養支援病院として，かわな病院からも複数の常勤医が参加し，システムを支えている．

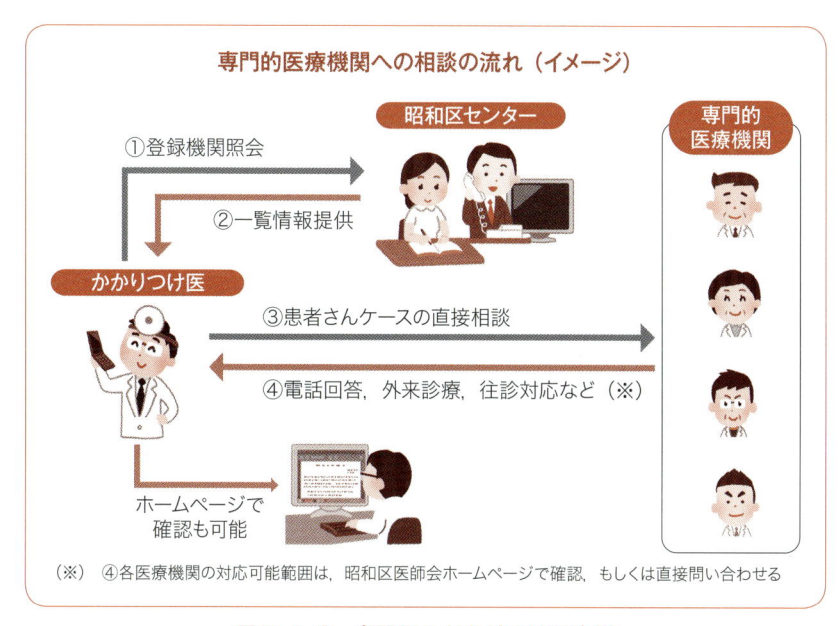

図Ⅱ-4-6　専門医のかかりつけ医支援
（名古屋市医師会昭和区在宅医療・介護連携支援センター作成資料）

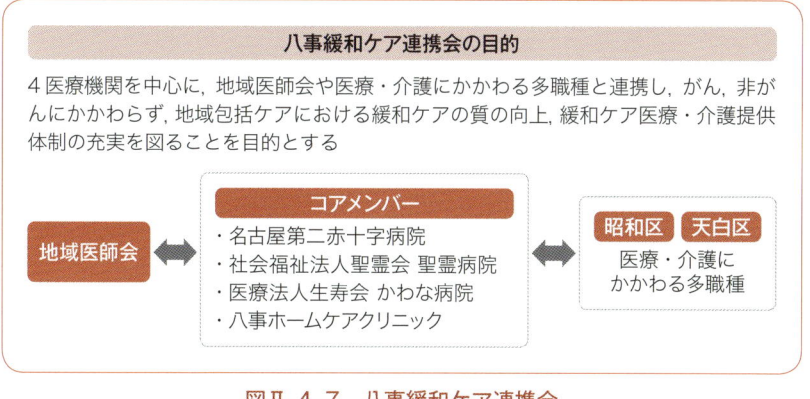

図Ⅱ-4-7　八事緩和ケア連携会
（八事緩和ケア連携会事務局作成資料）

　またもう１つのモデル事業として，「専門医のかかりつけ医支援システム」も試行している（**図Ⅱ-4-6**）．整形外科，皮膚科，泌尿器科，認知症，緩和ケアなど，昭和区内の有志の開業医や病院の専門医にかかりつけ医が専門的な診療

やアドバイスを依頼することができる仕組みである．かわな病院も整形外科や緩和ケアについて，かかりつけ医在宅医療支援を表明している．

　緩和ケアについては，2015年9月より，緩和ケアに熱心に取り組んでいる近隣の病院や開業医と共同で，地域医療における緩和ケアの質向上と普及を目的とした「八事緩和ケア連携会」を組織し活動している（図Ⅱ-4-7）．そのため，緩和ケアに関するかかりつけ医支援は「八事緩和ケア連携会」としてサポートすることとしており，事務局担当のかわな病院が窓口となって，事案に応じて適切に対応できると思われる連携会メンバー医療機関を紹介することとしている．

〔亀井克典〕

5 > 医療過疎地の病院における
在宅医療連携

A | 医療過疎地の病院医療の特徴

　医療過疎地の病院における在宅医療連携は，もともと医療資源の少ないところであるので，地域の基幹となる病院のスタンスや活動が大きく影響する．特にその病院か関連機関（併設診療所など）が直接在宅医療を行うかどうか？ということは大きな要素となる．筆者の病院は山梨県の甲府盆地の北東地域の中山間地にあり，ぶどう（主に「巨峰」）の産地で知られる．常勤医師4人30床で，地域二次救急当番の輪番も果たし，直接の在宅医療も行う．2006年に山梨市に合併する前は「牧丘町」の町立病院であり，隣接する市の一部や村を含む人口1万人規模の診療圏であったが，特に市町村合併後は，積極的に在宅医療を展開して地域二次医療圏全域に訪問診療対象地域を広げた．訪問診療対象人口は7〜8万人となっており，実際にカバーしている在宅患者は250ケース程度である（外来診療圏に大きな変化はない）．

　以下に医療過疎地における病院の特徴を示す．

①医療過疎地の病院で行われる医療は，基本「プライマリ・ケア」である．専門治療を行う設備や人員（専門医）を配置する施設的余裕が乏しいことが多いので，専門的医療を施す必要のある患者はさらに高次の病院に紹介することになる．医師は一定の専門医的素養はあっても，「総合診療医」的なスタンスをもって診療していることが多い．また，日本の医療過疎地の特性上，当然高齢者医療の比重が高い．

　「年齢を問わず」「まずは身近な病気の相談を受け」「適切な専門医に紹介し」「時に専門医から急性期治療後の紹介を受け」「治せる疾病は治し」「治せない疾病とはつきあい」「やがて看取る」ことが仕事になる．

②医療過疎地の病院は，初期の救急医療も行う（要は救急車を収容する）必要がある．医療過疎地の救急医療については，もちろん高齢者が多いので，その疾病特性（症状がわかりにくい，複合病態が多く，脱水や廃用がつきもので

ある）ももちろんであるが，病院に連れてきてくれる人がいない高齢者独居や高齢者夫婦など「交通弱者」「介護弱者」が多い．救急車による搬送も，医学的には軽症例も多いのである．

③一方，医療過疎地の入院医療は，その医学的問題以上に「経口摂取や ADL」の与える影響が大きい．近年話題になっている「フレイル」な高齢者は，入院の主因が何であるにつけ「サルコペニア」に陥りやすい．「肺炎は治りましたが，口からご飯が食べられません」「腰椎圧迫骨折で入院したが，痛みはひいたけど思うように動けません」などの問題が頻出する．当然思うように退院できない．もともと「退院支援＝生活支援」が重要なのである．

「実際に家に帰って生活できるかどうか，確認評価して」「生活環境を整えて」「サービスをシミュレートして」「施設介護やむなし」とすれば，それに道をつけて退院にもちこむのであるが，国が求める「急性期医療が終わったら急性期病棟は退院し」「退院調整の可能な病棟もしくは病院に移って，そこでうまく調整して帰る」といったことを額面的に行っていくのには困難がある．国はそれを有機的に行っていく仕組み「地域包括ケア病棟」を設けたが，特に自前で在宅医療を行っていない病院の退院調整機能はしばしば不十分で，「ご飯を食べられていないが期限がきたので退院させます」とか，在宅生活があまりに無理でも「在宅医療機関に任せます」とか，要は「できるだけ在宅に，決まった期間で追い出す」ことを目標にしているようにしかみえない場合もある．つまり医療過疎地における病院は「在宅での生活を保障できる」病院である必要がある．

B 医療過疎地における病院の果たすべき機能

次に医療過疎地における病院の在宅医療連携で果たすべき機能について（1）〜（3）に分けて述べる．

（1）バックアップベッド機能（入院診療機能）

❶なによりもシェルター

困ったときにかけこめる場所．介護保険で要介護になっていない方でも，とりあえずかけこめて（一時的に入院して）生活も確保できる．近傍の在宅医（開

業医）の先生が訪問診療をしている患者の一時的入院の要請も受けられる.

❷在宅調整，リハビリ，環境調整

　脳梗塞でも骨折でも何らかの術後でも，急性期の疾患の急性期の治療の後，まだ身体がダメージから回復しきれないでいる状況や，ADL 的な困難があり回復期リハ病棟の適用とならない場合やそれを希望されない場合など，さらなるリハビリテーションや，居室改装を待つことなども含む在宅環境の整備，在宅サービスの調整やシミュレーション（外泊など）を行う.

　ここは現在の流れでは「地域包括ケア病棟」で果たしていくべき機能であるが，地域内病床状況の問題から急性期病棟のままで施行していく場合もある. ただし「地域医療構想」まっただ中の現在，診療報酬的にも急性期病棟ではこのような機能は果たしにくくなっていくことが予想される.

❸特別な何かの基地となる

　ここは大きな声では言いにくいが，実際の疾病・外傷もしくは上記①，②という名目で入院しながらも，普段，治療に通えない歯科で訪問歯科ではカバーしきれない治療を施すというようなときに，病院に入院しながら歯科に通院介助する，というようなことを実施する場合もある.

❹レスパイト入院を受ける

　標準的に普段から医療依存度が高く重度な在宅介護をされているケース（先天性疾患や神経難病などの場合を含む）では，家族の冠婚葬祭への出席や家族自身の疾病の治療，さらには息ぬきのための旅行など，介護者のかわりとなって短期的に面倒をみてくれる施設を見つけるのが困難であるので，病院が肩代わりする場合がある. たとえば当地山梨では，筋萎縮性側索硬化症（amyotrophic lateral sclerosis：ALS）においてレスパイト入院を引き受けてくれる病院は，残念ながら当院を含め数えるほどである.

　また「認知症の夫を介護している高齢の妻が急な病気で入院しました！」といったとき，普段，介護されている方のショートステイ先などが迅速に見つからない場合がある. また，高齢者夫婦でふたりともが認知症など，ふたりを離した生活が混乱の原因になる場合などでも「夫婦で入院」が現実的に有利である場合があり，こういう場合の入院診療を担当する.

(2) ハブ機能

　医療過疎地においては，リハスタッフ，薬剤師，管理栄養士など職種が偏在している．あるいは，地域の小病院にしかいないこともあり得る．訪問看護や居宅介護支援事業所，訪問リハスタッフ，調剤薬局，施設にいる栄養士，そして歯科関係者がたとえば患者の入退院を機会に，病院のカンファレンスで集まったり，申し送りを受けたりして，その後の協働に結びついたり，逆に病院に在宅の情報をもたらしたりしてくれる．こういうとき，地域の小病院は情報の交差点となり，時に共有する何らかのデータベースのサーバー置き場になったり，ネットワークの管理者を病院内に設定する場合もあり得る．保健医療介護にかかわる地域の多職種が自由に出入りのできる病院は，熊本地震における阿蘇医療センターのように災害時など危急の際にも大変頼りになる存在となるだろう．

　一方で，医療過疎地では専門職種が少ないために，それぞれの人は自施設内の仕事でいっぱいいっぱいとなり，また管理的な制約が加わることもあって，同業種であってもほかとの交流が困難になることは多い．ここはぜひ病院側（特に管理者）が地域にオープンになる必要がある．

(3) サポートステーション機能

　在宅で利用できる医療機器などを，病院にストックして，地域多職種のメンバーに貸し出せる機能も重要である．また，開業医や小規模訪問看護ステーションにとってデッドストックになりがちな，中心静脈栄養関連物品であるとか，消耗品にあたる処置物品（たとえば，褥瘡処置のためのポリオムツなど）をまとめて購入もしくは作製して，一定数確保しておく，なども地域病院にあってほしい機能である．こういう場合の医療機器には，たとえば，吸引吸入器，ポータブル超音波装置，ポータブル心電計，もしかすると POCT*機器（血算分画を測る装置，D ダイマーを測る装置など）があり得る．

　医薬品については，災害時の対応などにも備えて，さらに地域で特別な体制

＊POCT：point of care testing とは，被検者の傍らで医療従事者が行う検査であり，検査時間の短縮および被検者が検査を身近に感ずるという利点を活かし，迅速かつ適切な診療・看護・疾患の予防，健康増進などに寄与し，ひいては医療の質を，被検者のQOL（quality of life）に資する検査である．

POCTガイドライン（日本臨床検査自動化学会）より

をとることが望まれる．東日本大震災時，交通事情が悪くガソリンも不足して被災地で医薬品が不足した状況に鑑み，エリア内（二次医療圏さらに防災における地域の単位として考えられている中学校区）で，病院や調剤薬局をあわせて，医薬品の適切ストックと確保経路について話し合っておくことが重要である．災害時救急医薬品の確保については，県市などの災害対策マニュアルもしくは医療救護マニュアルに記載があることが多いが，必ずしも具体的ではない．実効の上がる普段からの地域内での情報交換が重要である．

C　医療過疎地の病院のあり方について

　さて，上記のような機能を果たすために，地域の病院はどうあるべきだろうか．以下に述べる．

(1) プライマリ・ケアがきちんとできる病院

　高度専門医療ができる病院や在宅医療に特化した医療機関の存在しないエリアで，まずは「どんな患者，どんな疾病，どんな障害」でも一義的に引き受けられる病院である必要がある．そもそも「在宅医療」は通院困難な患者のための医療であるので，「患者の訴え」をとりあえずなんでも引き受けざるを得ず，近接性・包括性・協調性・継続性・責任性というプライマリ・ケアの柱は在宅医療と完全にかぶる．なかでも「協調性」においては，近頃はやりのいわゆる「多職種連携」だけでなく，専門医ときちんと協働できることが不可欠である．特に専門科の主治医が遠隔地の都市部の病院になりやすい担がん患者，神経難病患者，そして人工呼吸器など医療機器を使っている患者についてより重要である．

　さらに近年は地域の小児の在宅患者にも注目が集まっている．先天性疾患・障害などで在宅療養する小児患者は，主治医のいる基幹病院および学校や行政と密接に連携し，地域で育てていくために，地域病院の「かかりつけ医」的在宅医療は大いに役立つと考えられる．

(2) 救急車がきちんと受け入れられる病院

　アナフィラキシーや心肺停止（cardiopulmonary arrest：CPA）など，とにかく最寄りの医療機関で処置しなければならない場合はもちろん，最初から時を

競って専門的医療を要する脳血管疾患や心筋梗塞，トラウマバイパスが考慮される多発外傷でも，医療過疎地医療機関では，そのごく早期の対応やリダイレクト転送を行ったり，救急本部のメディカルコントロールを受けた上で，重症患者の一次〜二次的対応をしていく場合もある．軽症搬送例も多くある中で救急車を受け入れていく上で大事なことは，自院で治療が遂行できるレベルか，そうでなければどこの病院に紹介転送するのが適切かをきちんと判断して，患者に最も有利な医療機関に送り込むことである．その場合の選定基準には，当該疾病を治療できる医療技術や医療者（医師）の検討は無論だが，患者の家族がどこを生活基盤にしていて患者をどのようにサポートできるか，など患者をめぐる状況全体の評価と，紹介先病院退院後にどうなっていくかを想像していくことが大切になる．

　大都市圏においては救急医療と在宅医療は分業されているが，医療過疎地域においては，表裏一体の関係にある．このため救急車が着いた瞬間に，退院調整のための評価はなされ，そこへの取り組みは始まっている．地域の患者の中には「救急搬送が生活に織り込まれている」ごとくの患者も存在する．「寝たきり状態で家族では病院に連れてこられない患者だが，肺炎を繰り返す症例」などである．発熱や低酸素血症や経口摂取不良など，在宅でがんばりにくくなれば，病院治療が必要になる．こうした場合，自家での搬送は困難でしばしば救急車で搬送される．地域医療機関がかかりつけとしてその都度対応していくが，全体として患者の ADL が急激にもしくは階段状に低下していくことが通例であり，どこかで生活上の大きな転換（自宅にいられなくなる，遠隔地に住む子のところに行く，施設に入るなど）にならざるを得ないこともしばしばであり，地域病院はそういう「人生の曲がり角」の現場となる．地域の在宅医の医師たちにとって「救急搬送をきちんと受けてくれる病院」があることが生命線であり，この保証が足りないエリアでは在宅医のストレスは大変大きい．

（3）生活支援のできる病院

　自院の患者が通院困難になって在宅医療になっていく場合でも，近隣の訪問診療をしてくれる医師から入院の紹介を受ける場合でも，あるいは救急車での搬送を受ける場合でも，常に生活が背景にある．その生活背景を入院時などに，どれだけ情報を得ることができて，入院治療と退院後の生活支援に活かせるか

が勝負である．院内外の在宅職種や時に民生委員や行政からの情報収集と集約，院内での治療から退院調整まで，病院の中の医療ソーシャルワーカーおよび病棟看護師の果たすべき役割は非常に大きい．この際に，前述した多職種のさらなる有機的関与を誘導しながら，患者の「地域でのよりよい生活」に結びつける．

　こうして，医療介護リソースの少ない医療過疎地にあっても，在宅医と地域病院と院内外多職種（行政を含む）の連携をもって，自宅に帰れる患者が思いのほか多いことがわかる．

おわりに

　1990 年代，今と同じ用語である「地域包括ケア」がはやった時期があった．介護保険導入前の意識の高い町村で先駆的に取り組んだ事例もいくつも知られている．ところが，1995 年の合併特例法の制定後，2000 年の介護保険制度施行を経て 2005 〜 2006 年をピークに「平成の大合併」が促進され「小さな地域の地域包括ケア」はいわば壊滅する．合併を機に地域から引き上げられたリソース（たとえば地区担当保健師など）は，地域人口がさらに減少する中で，地域に戻されることはなかった．その厳しい後遺症は，2011 年の東日本大震災時の合併で拡大された宮城県石巻市における旧雄勝町や牡鹿町などに明らかであった．珍しい例外は，たとえば高原野菜栽培が村を牽引する長野県川上村である．佐久総合病院からの医師派遣も確実で，保健師活動も盛んな南佐久地域で，特に戸別収入も高く訪問看護が主導して在宅ケアを支えるこのエリアは別格である．

　その後，大都市圏の 2025 年問題が面前に現れてきて，地域現場から見れば「急に」「地域包括ケア」という言葉は復活する．しかも「自助→共助→公助」とご丁寧な解説をつけて．それはすでにリソースを失った医療過疎地域の言葉ではなく，2025 年に向けて問題がどんどん大きくなる都市郊外部のための言葉である．「がん連携拠点病院」にしても「地域医療構想」にしても，国はリソースをしぼって医療費を抑制することに懸命であって，医療過疎地域は今も「捨てられる地域」であり「急性期の診療スポットを置かれない地域」である．しかしながら現在地域で生き残っている「かかりつけ医」的小病院は，在宅（連携）機能を備え，それをアップすることで，地域で暮らし，そこで一生を終えたいと思う住民たちの生活をもっと支えることができるはずだ．

〔古屋　聡〕

6 在宅医療連携における病院医療ソーシャルワーカーの役割 ①
― 家に帰ることを目指す急性期病院の医療ソーシャルワーカーの退院支援 ―

A 医療ソーシャルワーカー（MSW）と退院支援

2002年に厚生省（現：厚生労働省）から出された「医療ソーシャルワーカー業務指針」の中で医療ソーシャルワーカー（medical social worker：MSW）の業務の1つとして「退院援助」があげられている。「退院援助」とは、「生活と傷病や障害の状況から退院・退所に伴い生ずる心理的・社会的問題の予防や早期の対応を行うため、社会福祉の専門的知識及び技術に基づき、これらの諸問題を予測し、退院・退所後の選択肢を説明し、相談に応じ、次のような解決、調整に必要な援助を行う」とある。具体的には地域の情報を整備し、関係機関や関係職種等との連携のもと患者の傷病や障害の状況に応じたサービスの利用を援助すること、転院、施設等の選定を援助すること、家族の不安解決への援助をすること、住居の確保や傷病や障害に適した改修等の援助をすることなどである。ここでは急性期病院に勤めている筆者の経験から退院支援について述べたい。なお、本項では「退院援助」を「退院支援」という言葉に替えて使用する。

B 在宅療養を可能にするかどうかは「医療」よりも「生活」の問題

ADLが低下し、身の回りのことができなくなった患者の在宅医療を可能にするには、その前提に在宅での生活が成り立つことが必要である。食事、排泄など生きるために必要なことが確保されて初めて在宅医療を受ける環境が整う。MSWは在宅医療を受けるための環境を整える支援を行っているので、ここでは在宅医療に加え、在宅介護、在宅福祉を含めて在宅療養という言葉を使いたい。

C　在宅療養に向けられない問題とは

(1) 患者への情報提供が不十分

　退院後の生活を考える上で，患者の意思や気持ちが何よりも大事であること
は言うまでもない．そのためまず意思表示が可能な患者であれば，今後どうし
ていきたいかを確認すべきだが，決心するために必要な情報提供が不十分だっ
たり，不明確だったりする場合がある．特に末期がん患者の場合，MSW は患
者から「今の状態では帰れない，もう少し良くなってから帰りたい」という言葉
を聞くことがある．この言葉が適切に情報提供をされた上であれば患者の希望
を込めた意思と考えられるが，そうでないとこの時点で情報提供をするかどう
かが悩ましい問題となる．場合によっては「今なら家に帰れる」というチャンス
を逃すことになる．

(2) 家族の考える時間が少ない

　家族は患者の最もそばにいる大切な存在であり，また介護者としての役割を
もつ．患者と家族の意思や気持ちが一致し，それを実現できればあまり問題が
ない．家族がいない，家族と疎遠である場合は患者にのみ決定権があるため支
援をしやすいとも言える．患者の人生の岐路に立ち，家族が迷い悩み，答えが
出せないことは当然のことである．しかし急性期の病院では，そこで患者の回
復をみながら考える時間を十分にもつことができず，早急に家族に決断を求め
る場合が多い．

(3) 主治医の絶対的な言葉

　在宅療養を患者が選択するかどうかに大きな影響を及ぼすのは主治医の言葉
である．がんの場合，主治医が「できる限りの治療をしましょう」と言えば，患
者はそれを選択する場合が多い．良くなることを想定して考えるので，辛いこ
とがあっても乗りきろうと我慢してしまう．また，医師が緊急入院の可能性が
高い患者を家に戻すことに反対することがある．医師不足の中，特に当直帯の
緊急対応を避けたいと思うことも理由の1つであり，医療体制の問題でもある．
主治医から転院を勧められた家族は，MSW に「先生が転院したほうがよいと
おっしゃったので，転院先を探してください」と言われる．患者・家族が在宅療

養を見込んでいたとしても，主治医の言葉に引っ張られることが多い．

(4) 社会資源(サービス)の偏在や不足

　少子高齢化が進んでいる現在，地域の社会資源が地域によってまったく違う．これからは地域包括ケアシステム，地域医療構想でその地域の実情に応じた医療・介護が提供されることが目指されているが，在宅療養を支えるマンパワーが足りない地域が多くある．そうなると患者は自宅を選べない．また緊急時の対応ができるかできないかで，退院時の家族の決断に影響を与える．地域の病床のコーディネートができる体制が各都道府県で整備されることが望まれる．

D 在宅療養に向けて MSW の背中を押す支援

(1) 患者の「家に帰りたい」という意思の尊重

　2014 年の厚生労働白書の中の「死を迎えたい場所」(図Ⅱ-6-1) の調査結果で，約 50 ％の国民が自宅で死を迎えたいと思っている．また，実際に死を迎えると思う場所として，自宅は約 16 ％に激減しており，実際に自宅で亡くなる患

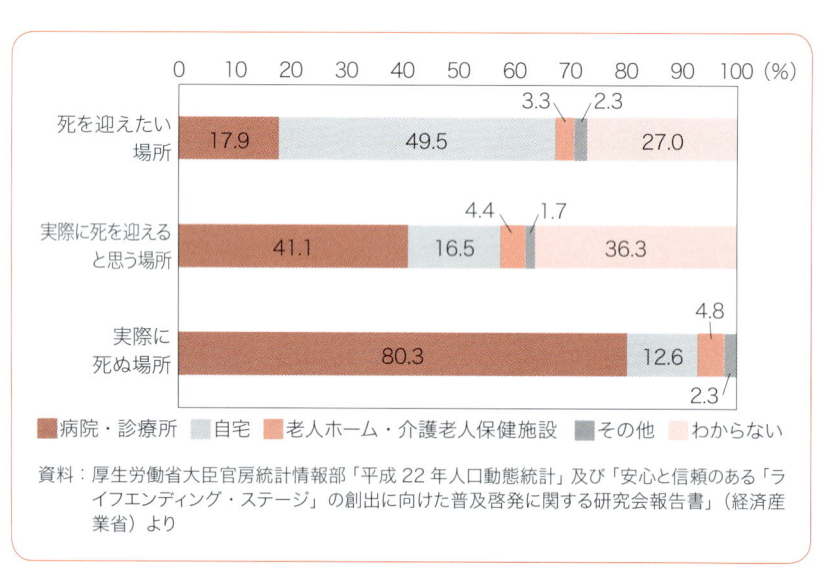

図Ⅱ-6-1　死を迎えたい場所の調査結果

(平成 26 年厚生労働白書より)

者は約 12 ％である．この結果から，自宅での死を望みながらも実際には難しいと思っていることがわかる．最期は病気で亡くなる方が多いと考えれば，病気になっても，人々が居たい場所は自宅なのだと思われるし，現場で退院支援をしているとそれを肌で感じる．しかし入院前より「ADL が低下した」「医療的なケアが加わった」「入院してからおかしなことを言うようになった」など，自宅に帰るのが困難な要因が出てきて，自宅への退院を難しくする．加えて「安全・安心」「ベストなコントロール」などを優先すると，どうしても自宅に帰ることに二の足を踏んでしまいがちになる．だがわれわれ MSW は医療ではなく，社会福祉の専門職として病院にいるという自負をもち，患者の自由な意思を尊重することに力を注ぐべきである．そのために，予後の見立てがある程度可能ながん患者の場合は特に，意思表示をできなくなる前に患者の意思を確認しておくことが大切である．悪化する前に患者に聞いても「そうなってみないとわからない」と答えをもっていない場合も多いが，それでも可能な限り対話の中から患者の意思，大切にしている価値を把握しておくようにする．家族のことを考えて在宅療養を選ばない患者もいるし，またボタンを押せば誰かが来てくれる環境が安心で病院や施設を選ぶ患者もいる．それもその患者の意思であり，尊重すべきである．ただ実際は迷っていることも多いので，迷う気持ちに焦点をあて，寄り添う支援をしていきたい．

(2) 退院は家族にとっての1つの危機的状況という理解

　筆者は退院支援を要する患者の退院は，家族にとっての 1 つの危機だと捉えている．いつものように冷静に考えられない家族もいるし，今までの家族の未整理な課題が噴出してくることもある．しかし自分たちの力でこの危機を乗り越えることが，その後の患者を支え続ける重要な決意につながると考える．その決意に至るまでのプロセスを MSW として支援する．在宅，転院，施設での療養に関する情報提供をし，迷いに付き合いながら精神的な支援をし，在宅療養に関しては，そこを支えてくれる医療，介護関係者と連携をとり，良い出会いができるように配慮する．そして家族の乗り越える力を引き出すことが支援の 1 つの目的である．末期のがん患者の場合，予後に関する主治医の見立てが大きく外れる例は少ない．「今なら帰れる」というタイミングは医療者側から示すべきである．たとえば介護力で悩んでいても，適切な情報があればそれを踏

まえて配偶者や子が介護休暇を取るなどもできる．非がん患者の場合は時間の限りが見えないだけに決心がつきにくい．長期戦になることを踏まえ，家族が決心に時間がかかることを理解しなければならない．高齢で配偶者と2人暮らしの場合，同居していない子が配偶者のほうを心配して在宅療養に反対する場合もある．その場合には，その子にもレスパイト目的の短期入所などの介護保険サービスを紹介し，ケアマネジャーなどと話をしてもらい，少しでも不安を軽減する支援をする．その中でも何かあれば入院を必ず受け入れる医療機関の有無が大きな決定要素となる．自院での受け入れやほかに受け入れてくれる医療機関を確認し，あらかじめつなげておくことも大事な支援である．それぞれの地域の医療機関状況によるが，地域包括ケア病棟，在宅療養支援病棟などの機能が十分に発揮されることが望まれる．

(3) 主治医への働きかけ

　MSWの支援として患者の代弁をし，主治医へ働きかけることがある．患者・家族の側に立ち，わからないこと，聞きたいことを代弁したり，言えないことを言ったりする役割である．例としてはインスリン注射が1日4回必要な患者の場合がある．血糖測定が必要となると家族は難しいと考えるし，医師も「インスリンの量を間違えると大変なので家族が不安であれば転院のほうがよいのではないか」と言う．しかし患者は当然自宅に退院すると思い，もともと家族もインスリンの問題がなければ自宅に連れて帰ると考えていた場合などである．インスリン管理が理由で自宅に帰れない状況を解決しようと，MSWが医師に血糖コントロール方法を再検討してもらうように働きかけ，インスリンを経口投与薬に変更し，訪問看護を導入するなどで自宅に帰ったというような例がある．ここでのポイントは医学的にベストな選択を医師は勧め，家族はそれに反対できない．ただその選択が本人の意思に反するのであれば，再度優先すべきことを考え，主治医に申し出ることを家族に提案したことであった．患者と家族の希望を聴き，主治医に働きかけることはMSWの大切な役割である．

(4) 患者や家族，病院の医師，訪問診療の医師の接点づくり

　在宅医療の特に訪問診療について，病院経験だけの医師や看護師やMSWも正直よく知らないことが多い．知らないため患者に勧めていないという事実が

あるように思う．病院の医師が訪問診療を知るために日常的にできる方法は自分の患者を通しての経験である．「訪問診療を受けて良かった」と言う患者から直接その言葉を聞いたり，MSW が患者の経過をつまびらかに主治医に報告することで，在宅医療を知ることになる．また，可能であれば在宅診療の医師と直接話す機会をもつことも 1 つの方法である．北里大学病院では非常勤医師であり訪問診療医でもある医師が，週 1 回「療養支援外来」を開き，患者や家族に直接在宅医療について話す機会をつくっている．このことにより患者や家族が直接在宅医療について知ることができるようになった．

E 今後に向けて

(1)「退院支援加算1」(「入退院支援加算1」)の活用

　在宅療養を推進するためには，このような MSW の退院支援をより広げていくことが必要であると考える．その方向性を推し進めるものとして，2016 年度の診療報酬改定で新設された「退院支援加算1」がある（2018 年度の診療報酬改定で，「入退院支援加算1」に名称変更）．その算定要件，施設基準として，①社会福祉士*または退院支援看護師を 2 病棟に 1 人を上限に専従配置，②連携する医療機関等（20 か所以上）の職員と定期的な面会を実施（3 回 / 年以上），③一定以上の患者，家族，介護支援専門員との退院前カンファレンスの実績があげられている．これは日常の地域連携を評価している点が特徴的である．筆者が感じるその効果は，①により MSW と病棟スタッフとの情報交換が密になり，対象患者への介入の漏れが少なくなった．また，②，③により，地域の関係職種や機関と接する機会が増え，連携が日常化し，地域の課題に意識が向けられるようになった．この加算は療養病床でも算定できるため，患者が転院をすることになっても，この加算を届け出ている療養病床を選ぶことで，転院後に在宅への支援につなげることができる．このように制度ができ，活用することで退院先の選択肢の広がりができる．

＊基準を満たすためには，当該施設で働くMSWは原則，社会福祉士の資格をもたなければならない．

（2）MSWとしての地域の医療・介護・福祉連携への貢献

これからは MSW がもっと地域に出て，医療・介護・福祉に貢献すべきという想いはあるが，どうしたらよいかわからないという声も聞く．そこで看取りに慣れていない介護関係者に向けたアウトリーチをした活動例として，札幌市豊平区西岡・福住地区の「とよひら・りんく」という医療介護の連携協議会を紹介したい．2011 年度厚生労働省「在宅医療連携拠点事業」を受託した西岡病院が事務局となり発足した協議会であり，事務局として MSW が活動している．活動の始まりは，地区の介護施設の介護職に看取りの経験がなく，漠然と不安を感じていることが明らかになり，これは地域の共通課題であると考え，2012 年度から年間 4 回の「終末期カリキュラム研修会」を開催した．

その後も「顔の見える関係の構築」として地域の在宅医療にかかわる多職種が一堂に会する場を年 4 回以上設定した．在宅医療を提供する機関のネットワーク化を図り，地域関係機関が互いに機能を補完する体制を構築した．協議会事務局の介護支援専門員（看護師資格有）と MSW が，地域包括支援センターなどと連携しながら，アウトリーチ（訪問支援）活動を行った．「とよひら・りんく」の取り組みは，常にニュースレターやウェブサイト上に公開している．また看取り介護を含め，患者・家族にわかりやすく説明するための冊子も作成し，同じくウェブサイトに公開している．

このような地域の中で連携の核になることが，これからの MSW の 1 つの役割ではないかと考える．

— 文献 —
・厚生労働省：医療ソーシャルワーカー業務指針．2002.
・厚生労働省：在宅医療連携拠点事業手順書．2011.
・日本在宅医学会：日在医会誌．2012；14（2）．
・岡村紀宏，五十嵐知文：医療の継続性と地域包括ケアのための連携の方法：地域での取り組み実践をふまえて．ソーシャルワーク研究．2016；42（3）：181-9.
・とよひら・りんく　http://www.toyohiralink.jp/

〔早坂由美子〕

在宅医療連携における病院医療ソーシャルワーカーの役割 ②
― 緩和ケアの在宅医療連携における病院医療ソーシャルワーカーの役割 ―

はじめに

医療供給体制の病院偏重を是正し，地域に拡げる動きが推進され，在宅医療連携の重要性は推して余りある．医療ソーシャルワーカー（medical social worker：MSW）は退院支援において，患者の医療ニーズ充足を継続して担保するよう地域の医療機関との連携を通して，在宅での安心した療養生活のために支援する．緩和ケアにおいては，在宅療養の希望の実現は QOL 観点からも意味が大きい．しかし，今も院内の医療者と在宅医療の間には高い壁があり，シームレスな連携に至れない現状がある．また，在院日数の短縮化がさらに厳しく求められる情勢に加えて「在宅療養の調整には時間がかかる」という院内医療スタッフの画一的な誤認から，「まずは転院」の選択も頻発である．「在宅で過ごすことを希望したのに，まず次の医療機関へ転院し，そこで在宅調整をしてもらうように勧められた」と語る患者・家族に，緩和ケア外来で多く出会ってきた．

緩和ケア領域の MSW の立場から，在宅医療連携における役割の実際について述べる．

A 在宅療養の選択へ向けた患者・家族への支援

在宅療養の希望について，患者と家族がどのように過ごすことを望んでいるのかの意向を，患者・家族の語りから具体的かつ明確にする．在宅療養の選択に際し，患者への病状説明と認識は要である．それが不十分であると，自宅で過ごす希望を「体力が回復してから」などと言って先送りし，タイミングを失うことも生じる．療養場の選択に必要十分な病状理解が可能となるよう医療チームに働きかけ，患者への情報サポートを行う．

緩和ケアの患者の療養場の選択は，どこで最期を迎えるのかの選択にも関連

する．患者はさまざまな考えや選好の中で揺れ動くが，「これまで・今・これから
らについて」語りつつ，1人の個人の生き方や大切にしたい価値をともに考えな
がら，患者の意向を明確にしていく作業を丁寧に支援する．

B 在宅療養へ向けた院内専門職への連携と合意形成

　患者・家族の在宅移行への希望をつなぎ，院内の各専門職と連携し合意形成
を図る．予後や疼痛などの症状コントロールの状況など医学的判断にとどまら
ず，退院支援における在宅移行でカギとなるのも医師である．医師の在宅医療
への認識が，その在宅移行実現の可能性を支配するともいえる．現状では，症
状コントロールをはじめ緩和ケアで必要なほとんどのことが在宅医療で可能で
あり，患者・家族の在宅への意向が明確であれば，極論すれば状態の如何を問
わず，在宅移行は可能であると考える．しかし院内医療スタッフの多くは，在
宅に関心が薄く在宅医療を担う専門職との接点も希薄なため，この現状認識に
至っておらず，そこから在宅医療との連携に積極的になれない実情がある．

　MSW として，院内スタッフへの地域の在宅医療に関する情報提供，啓発は
いまだ必要な役割である．また，後述の合同カンファレンスは，院内スタッフ
に在宅医療への接点として有用な機会である．さらに MSW が，実施した退院
支援の評価，モニタリングの機会をとらえて，院内医療スタッフに在宅での患
者・家族の様子を意図的に共有し，在宅医療連携がもたらした肯定的なフィー
ドバックを共有していくことは，院内スタッフの在宅医療への理解と認識を促
進するのに有効である．

C 患者と家族中心の地域におけるネットワーク構築

　緩和ケアの対象患者は，症状緩和などの医療依存度が高いことが多く，在宅
医療連携が不可欠である．院内の医療チームと在宅医療の専門職をつなぎ，サ
ポートネットワークを地域に構築する．最期まで在宅で過ごす，在宅死の選択
を視野に入れつつ在宅医療の環境などを整える．

　通院困難や在宅看取りの支援，疼痛コントロールのための服薬調整や入院時
のスムースな連携，特に看取りが近くなったときの柔軟な訪問や家族ケアなど，

症状緩和や疼痛コントロールのノウハウをもった訪問診療を行う医師との連携は不可欠である. 在宅看取りのため, 在宅療養支援診療所, 緩和ケア充実診療所などが整備された. これらの施設の機能を熟知し, 十分な活用が望まれる. また, 訪問看護は, 緊急時も含め24時間の対応が可能で, 疼痛など症状出現時の服薬助言, 点滴などの処置, 患者や家族の相談や精神的なサポート, 緊急時の訪問, 医療機関との連携など非常に有用である.

カンファレンスは, 短時間で可能な限り直接顔を合わせて行い, 病歴や病状, 患者と家族の意向などの基本情報, 在宅でのサービスと役割分担や開始日, モニタリング時期, 状態変化の見極め, 緊急時の対応などの合意形成が大切である. 患者と家族の意向を柱に, 在宅での生活に求めていること, 意思決定支援・在宅看取りを巡る話し合いの経緯, do not attempt resuscitation (DNAR) の有無, 臨死場面の具体的な医療処置についての希望と決定までのプロセス, 代理意思決定者の選定の有無などを共有し, かかわる医療・福祉専門職の理解と意識を共通にする. MSWは, カンファレンスの場面で院内と地域の専門職が新たなチームとして協働していけるよう, パイプ役となりチームビルディングのための話し合いを促進するよう働きかける.

緩和ケアの患者は, 短時間での病態や状況の変化が生じることも多く, 患者や家族の気持ち, 家族間の力動が揺れ動く. 在宅死の希望が, さまざまな要因で変化することはまれではない. 意向は変化していくものなのである. ゆえに時々の当事者の意向を柔軟に反映させた支援を, タイムリーにさまざまな機関の専門職間で情報共有し, 迅速かつ有機的な1つのチームとして行うことが, 大きく揺らぐ緩和ケアの患者と家族を支える上で非常に重要になる. 病状が進行し急変のリスクが高まると, 本人と家族の不安は増加する. 緊急時対応や家族のレスパイト(介護疲労の休息)入院の保証は, 在宅療養の安定に有用である. 受け入れ先が自院でない場合は, その医療機関へ在宅時のケアの継続のため情報を引き継ぐ. MSWはこうしたプロセスを通して, 当事者の意向・気持ちと暮らしを地域で在宅生活を支える専門職につなぎ, 最期まで安心して過ごせるように, ネットワーク構築の役割を担う(図Ⅱ-7-1).

地域のネットワーク体制を構築するためには, 日々のMSWのアウトリーチ活動が重要である. MSWの多くは特定の患者の連携業務にとどまらず, それぞれの地域で日常的に, 関係機関や在宅医訪問, 各区のケア連絡会, 緩和ケア

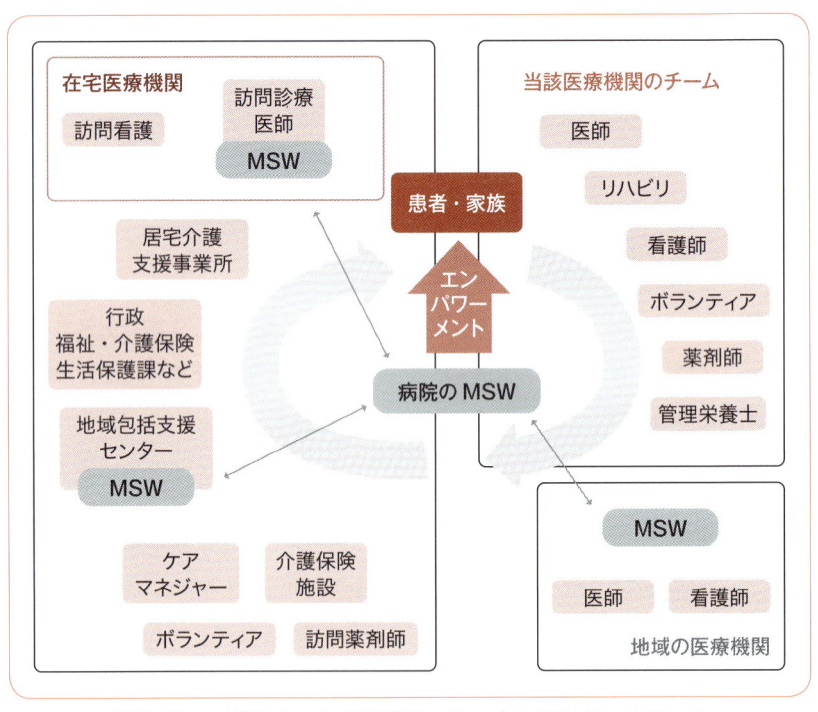

図Ⅱ-7-1　緩和ケアの地域連携：シームレスなネットワーク

ネットワーク会議参加など，さまざまな機会を通じ地域にアウトリーチし，顔の見える関係形成に努めている．この積み重ねが，患者の在宅生活を支えるネットワークの構築に有効に機能する．

おわりに

　緩和ケア領域の MSW の立場から，在宅医療連携における役割について，患者・家族の在宅療養の希望を実現するための実践を通して述べた．緩和ケアにおいて，在宅で過ごしたいという患者・家族の意向を中心に，その実現に向け在宅医療連携を強化しサポートネットワークを拡大させていきたいと考える．

― 文献 ―
・Grace Christ：Psychosocial tasks throughout the cancer experience. In：Naomi M. Stearns, et al, editors. Oncology Social Work：a clinician's guide. Atlanta：The American Cancer Society, Inc, 1993, p.79-99.
・木澤義之, 斉藤洋司, 丹波喜一郎 編：緩和ケアの基本66とアドバンス44. 南江堂, 2015.
・田村里子：ターミナルステージで心理社会的側面をどう支えるか. 緩和ケア. 2006；16（5）：406-10.

〔田村里子〕

在宅医療連携における病院 医療ソーシャルワーカーの役割 ③ ─ 地域の中小病院を中心とした 約20年の実践から ─

はじめに

筆者は医療ソーシャルワーカー（medical social worker：MSW）として，1992年から急性期，回復期，在宅の現場を20数年間経験してきた．その経験を通して，入退院をめぐる現状とMSWの役割について考察したい．

A 医療ソーシャルワーカー（MSW）が在宅医療とかかわる3つの場面

病院のMSWが在宅医療にかかわるのは，主に3つの場面である．第一は在宅医療を導入するとき，第二は在宅医療の継続上の課題が生じているとき，第三は在宅医療継続が困難となったときである．

（1）新たに在宅医療を導入するにあたって

❶療養先の選択にかかわる支援 ─ できるだけ早期にかかわれるかどうかが「カギ」─

一般的に在宅医療が導入されるのは，退院後も継続して医療行為が必要となったり，ADLが低下し，通院が困難になったときである．急性期の医療機関では，すべての入院患者にMSWがかかわるところはまれなため，多くは入院生活に何らかの問題が生じたとき，退院にあたって諸々の調整が必要だと判断されたときからMSWのかかわりが開始される．残念なことに，退院先が決定される病状説明の場にMSWが必ずしも同席できるわけではなく，施設退院となったケースの中には，自宅退院が可能なケースが一定数含まれていると感じている．なぜなら，実際に在宅ケアを開始した後に，「先生に家では無理だと言われました」「家でこんなことをしてもらえるとは知りませんでした」と語る患者・家族が存在するからである．施設入所の方針が確定してから在宅ケアの可

能性を改めて探ることは困難である．早期に，つまり，退院先を迷っている段階で，「自宅で行うことができる支援に関する情報提供」をしっかり行い，「自宅での療養生活を患者が具体的にイメージできる」ように対話することが，MSWの重要な役割になる．

また，疾患が悪性腫瘍や進行性のものと，そうでない場合とでは，時間的経過や病態変化，生活上の制約などについての見通しに違いがあるため，その点を考慮しなければならない．非がんの要介護者の介護は一般的に長期間に及ぶ可能性が高く，家族の介護負担も慢性化することが予測される．そのため，長い目でみた介護体制，経済的見通しをもった支援を検討する必要がある．

❷在宅ケア選択に至る2つのパターン ― 積極的選択と消極的選択 ―

在宅ケアを選択するケースには，大きく二群ある．1つは積極的に在宅ケアを望む群，もう1つは在宅ケア以外の選択肢がない群である．

前者は，本人の意思や家族の意向が明確な場合である．「家に帰りたい」「家でみてあげたい」と意思表示される場合には，医療者側も，その希望を叶えようと，あらゆる困難を解決する方向で検討するため好循環が生まれる．

一方で，在宅ケアが客観的には困難と判断されるものの，経済的理由で施設が利用できない，あるいは本人が施設ケアに受け入れられない状態である場合には，「在宅ケアをするしかない」という，消去法による在宅ケアにならざるを得ない．

在宅チームにとっても，積極的選択，消極的選択，いずれの選択で在宅ケアが開始されるかで，実務的・心理的負担感が異なる．いわゆる「処遇困難」といわれるケースには，消去法によるものが多くみられる．

❸在宅ケア開始に至る経過がその後の経過をも左右する

消去法による在宅ケアでは，ケアを行う人的・経済的条件が乏しく，家族関係の複雑さ，生活環境の劣悪さ，介護抵抗や意思決定の困難さなどが絡み合う多問題ケースが少なくない．さらに在宅では，病院に比して少ない専門職でかかわらざるを得ないことも多く，支援にあたっての条件がより厳しくなる．

在宅では，認知症や精神疾患を背景としたサービス拒否，支援者に対する暴言，暴力やハラスメントを伴い関係性の構築が難しいケース，重症・重介護により施設ケアが叶わず，家族介護に依存せざるを得ないケースなどにしばしば遭遇する．このような例では，閉ざされた環境の中に個々の専門職が単独で訪

問し，治療やケアを行う．特別なケースを除いては，基本的に複数対応が可能ではないため，単独で業務を遂行することに伴う諸々のリスクを常に負っている．病院とは異なり，常時そばにほかの専門職や同僚がいるわけではなく，組織的なバックアップ体制が不十分な中で，厳しい場面に向き合わざるを得ない，といった在宅チームの置かれている状況の深刻さもある．

　消極的選択により開始される在宅ケアでは，意思決定にあたっても患者をサポートできる存在が十分でないことも多い．そのため，日々の治療やケアだけでなく，大事な判断をしなければならない局面においても，困難な状況が深刻化する可能性が高い．困難なケースほど担当者だけが抱えるのではなく，複数の専門職が関与し，チームによる情報の共有と合議，支援方針の一致に力を入れることが重要である．

❹「落ち着いている」のは「その病院の環境で」という条件つき
― 在宅医療導入時に特に留意すべき，入院医療と在宅医療のギャップ―

　入院では，基本的に24時間体制の中でケアをしているため，3時間おきの体位交換，夜間の頻回な排泄介助や痰の吸引などにも対応できる．しかし，病棟での「落ち着いている」状態は，24時間体制の病棟で対応可能，という意味であり，在宅でも可能，とは言い難いことがある．夜間のトイレ介助，体位交換，医療処置などについては，退院支援にあたり，「長時間家族がかかわらなくても可能な方法」を見出すことが重要である．入院では治療優先の生活になるが，在宅においては「生活の中の医療」へと医療の位置づけが変わる．

　患者が独居の場合には，内服や処置方法に関する工夫や特別な支援体制の構築が必要になる．また家族がいる場合でも，患者だけに用意しなければならない食事や，頻度も量も増える洗濯物，介護上必要な買い物など，直接的な介護のほかに，それまでにはなかった新たな家事や出費が，家族の肩にかかってくる．常時見守りが必要な認知症や高次脳機能障害のある患者に対しては，サービスで対応できる限界もあり，家族介護者の負担がより大きくなってしまう実状がある．

　在宅では家族による状態観察が基本となり，医療者は家族からの情報に基づいて治療上の判断を行うことになる．これらを念頭において，観察ポイントを説明したり，ケアの方法を検討する必要がある．

　患者の自立度が低かったり，全身状態が不安定であったりする場合，訪問看

護師の役割がより重要になる．しかし，介護保険によるケアプランが中心と
なった今，単位数上の事情で，「訪問看護が月1回30分」といったプランも珍し
くなくなった．しかし，「訪問看護師が力を発揮するためには，ある程度のボ
リュームの訪問看護の頻度と時間が必要」であることを理解しておかなければな
らない．患者の変化を的確に把握し，適切な看護ケアを実現するには，通常の
様子との比較が重要であり，最低週1回は訪問をさせてほしい，という訪問看
護師は少なくない．

❺入院中は医療者に従っても，在宅では患者の価値判断で生活する

　入院中は，病棟生活のペースや集団生活に患者が合わせることを求められる．
しかし，自宅では患者・家族の生活リズムを中心に生活が営まれる．そのため，
入院中はできていた生活行動パターンも，在宅では継続不可能となることがし
ばしばある．入院中の取り組みの継続が求められる場合には，それが日常生活
に定着するような，実行可能で，患者にとって意味のある行動に結び付ける工
夫が必要である．

　そのため，管理された環境下で可能かどうかではなく，自宅での生活に定着
できるかどうか，という視点が重要になる．患者に行動の制限を加えたり，医
療者が設定する「ルール」は，自宅では継続不可能と考えるほうが現実的である．
MSWは，「できるADL」よりも「しているADL」，「専門職が望ましいと考えて
いること」よりも「患者・家族がしようと考えていること」によく注目し，専門
職の判断を尊重しながらも，現実的なプランにすり合わせていくよう調整をは
かっていくことが大切である．

　住宅改修についても，退院前に完璧に準備するのではなく，自宅に戻ってか
ら修正可能なプランの提案をする必要がある．患者・家族が，アドバイスどお
りの生活をするとは限らず，病状の変化や家族の生活の変化などによって，日
常生活は容易に変わっていくものである．

❻MSWとケアマネジャー

　在宅医療の導入期には，MSWとケアマネジャーの両者がかかわり，在宅での
療養生活に向けた支援を行う．両者の違いについて理解を得にくい面があるが，
権限や視点，もっている情報の違いなど，実際にはいくつかの相違点がある．

　ケアプランに基づきサービス調整を行う権限はケアマネジャーにあり，MSW
はあくまでもプラン作成にあたって必要な情報の提供を行うポジションである．

一方MSWは，入院中も退院後も患者の処遇についての法的な権限はもっていないが，病院を代表して対外的な交渉や調整を行い，実質的な権限を一部担っている．また，契約に基づいて支援を行うケアマネジャーは，利用者の支援を根拠としているため，家族内の調整を図る限界がある．

　また，ケアマネジャーは介護保険制度や地域の介護保険サービス，在宅サービスなどの情報を豊富にもっているが，医療保険制度や医療システム，社会保障制度全般についての理解は十分とはいえない場合がある．MSWはその裏返しの状況にある．

　介護保険施行前は，MSWが主体的に退院後のサービス調整を行っていたため，その後のフォローも含めて，退院後の生活を見通した支援の力量を蓄積することが可能であった．しかし，ケアマネジャーがその役割を担うようになってからは，MSWは退院までの支援が業務の中心に変化し，退院後の生活にかかわる機会が減少したため，在宅生活の詳細をイメージすること自体が難しくなっている．こうした背景から，在宅生活に対するイメージの乏しさは，個々のMSWの力量の問題とは別の論点から検討されるべき課題であるように思われる．

　入院医療から在宅医療への移行についても，本来は医療機関相互の連携であるべきところであるが，ケアマネジャーが介在することにより，治療や療養についての適切な選択よりも，ケアマネジャーの連携のしやすさが優先されて，医療連携先が決められてしまうこともあるので留意を要する．

　現状の法制度のもとでは在宅医療の導入にあたっては，MSWとケアマネジャー相互の協力が不可欠である．MSWが入院医療に偏って配置されていることから，在宅ではケアマネジャーにMSWの機能を期待する医療者も少なくない．しかし，ケアマネジャーの基盤となる職種は多様であり，社会福祉教育を専門基盤としているMSWの視点や機能をケアマネジャーが代替することは実際には難しい．

(2) 在宅医療から入院医療へ，そして在宅医療へ
❶介護上の理由で在宅から入院することの難しさ

　MSWがかかわる第二の場面は，在宅医療を受けているケースが，何らかの課題を抱え，解決を必要としているときである．それは，治療・検査目的で入

院し，退院に向けて新たに調整が必要になっている場合と，介護体制や生活基盤がそもそも不安定なために入院に至っている場合とがある．

特に後者については，地域包括ケア病棟の活用について，家族だけでなく在宅ケア関係者からも大きな期待が寄せられるが，実態は，「自院の急性期治療後の受け入れ先として，急性期病床からの受け入れを中心としている」ところが少なくない印象である．

在宅で困難な急性期治療や検査などを除くと，在宅支援者から入院医療に期待されるのは主に，介護施設では難しい処置や医学的管理が必要な在宅患者についての「レスパイト入院」である．また，医学的管理や処置を伴わない場合でも，施設利用が難しいために在宅ケアを受けている患者は，介助量が重度であったり，認知症など重い認知機能の障害がある，といったケースが多い．

そのため病棟での負担感も大きく，より重症者の受け入れが可能なベッドを介護目的で使用することにもなり，スムースに入院決定に至らない場合もある．MSW は，なぜこの入院が必要なのか，どのように工夫すれば受け入れが可能になるのか，病棟チームに理解や協力を促すとともに，在宅チームに対しては，入院における対応の限界を伝える，という複雑な役割を担わざるを得ない場面が多々ある．

❷在宅主治医と病棟担当医との行き違い

また，栄養摂取や排泄の方法を変更する場合，継続的な医療行為を導入する場合などに，在宅チームとの調整が重要になる．本来は，新たな医療行為の導入にあたっても，在宅主治医との調整が前提であるべきと思われるが，実際には「病棟担当医の治療方針に基づいて治療を行い，その後に在宅主治医に報告」という流れになりがちである．

医師が積極的に患者の支援活動全般にかかわる訪問診療機関も増えている．一方で，訪問看護師やケアマネジャーによって入院が模索され，医師の関与が不十分なまま入院依頼に至るケースもある．このような場合 MSW は，在宅主治医との情報共有に特に配慮が必要である．在宅チーム内で，情報や方針が共有されていないまま入院を引き受けてしまい，ベッドが決まってから問題になることもある．

在宅医療を受けている患者の搬送を受けた病院が「（看取るつもりだったのに）余計なことをした」「ひと晩だけ経過をみてくれれば大丈夫だったのに入院

を断られた（帰された）」という指摘を受けることもある．このような行き違いを解決するためには，急性期医療と救急医療とが渾然一体となって議論されている点を整理する必要がある．急性期医療は，基本的に急性症状に対する診断・治療であり，生命予後に重大な危機を及ぼす可能性があり，緊急的に対応することを目的とした救命救急医療とは区別される．

　在宅患者は，ゼロからのスクリーニングや，侵襲性の高い検査・治療を必ずしも必要とはしていない．しかし救急医療の現場に搬送されてくれば，これまでの医療情報が乏しければ乏しいほど，「余計なこと」をせざるを得ない．どのような状況で生活しているのか，どのような治療方針で経過をみていたのかという情報が，救急搬送を受ける病院側に共有されなければ，「余計なこと」「ひと晩だけ」，という意見や要望に適切に対処するのは難しい．

❸在宅における入院適応と病院における入院適応の判断の溝

　在宅医療における入院適応の判断は，医学的な面だけでなく，生活状況を加味したものになる．症状としては入院を急ぐ状態でないとしても，独居や日中独居，老老世帯など，自宅での療養生活を維持すること自体が可能かどうか，という判断である．

　しかし引き受ける病院側は，一般的に医学的緊急性に基づいて入院適応の判断をするため，救命を要する患者と，医学的緊急性は高くないものの自宅では療養条件が悪い患者，との間では，医学的緊急性を優先させることになる．このような状況の中で，「なぜ入院させてくれないのか」「なぜ入院が必要なのか」といった医師間の意見の相違が生じる．

　急性期治療が必要な在宅患者の入院治療にあたり，このような混乱を防ぐ機能を地域包括ケア病棟に期待するのであれば，病床機能を分化させるだけでなく，救急搬送する際に，主治医の治療方針を何らかの形で共有するシステムが必要である．

　同時に，地域包括ケア病棟で急性期治療を行っても，診療報酬上，病院のもち出しにならないように一定の整備をする必要がある．現在の報酬体系では，地域包括ケア病棟で診断から治療まで，一連の急性期治療を行う限界があり，経営的側面から，救急病棟や急性期病棟で入院を受けざるを得ないからである．

❹制度や時期によって変化するチームコーディネーター，目標の考え方
― 特に訪問看護とリハビリテーション分野について ―

　訪問看護ステーションが制度化されてからは，在宅患者のコーディネーターは訪問看護師が中心になっていったが，介護保険制度が導入されると，そうした役割はケアマネジャーに移行した．その結果，相対的に訪問看護師の裁量権が狭められ，患者・家族に対する積極的・主体的な働きかけが困難になってしまっている．MSW はこのような状況の変化を考慮し，退院支援にあたっても，看護師の本来の力が発揮され，ケア内容にも活かせるよう，医療の立場からチーム全体に働きかけることが求められる．

　また，医学的リハビリテーションの分野においては，疾患別リハが導入されたこと，回復期リハ病棟ができたことによって，より早期に集中的なリハビリテーションを受ける機会が充実したが，一方でリハビリテーションの機会が極端に得にくい状況に置かれる患者も生まれている．

　リハビリテーションの算定病名，算定期限，回復期リハ病棟の対象疾患，算定期限などの一定の基準に沿って，医学的リハビリテーションが行われ，期間が満了すると，特別に改善の余地が残っていない限りは，医療保険から介護保険へと移行する仕組みである．しかし，あんま，マッサージ，物理療法などは，総じて「リハビリ」と称されてきた経過が長く，現在も医療保険の範囲で認められている．そうした中で，リハビリテーションが一体何を指すのか，混乱した認識の患者はまだまだ多い．

　医療保険におけるリハビリテーションは「改善の可能性があるものについて」「到達すると見込まれる目標」と，それに要する「期間」を明らかにして取り組まれる．しかし介護保険におけるリハビリテーションでは「維持する」こと自体が目標となり，患者自身の自発性を引き出すことや生活の中での行動習慣の定着が大きな課題となり，期間は明確でないことが多い．そのため，介護保険におけるリハビリテーションに移行した患者は，ゴールの設定が医療保険によるリハビリテーションとは異なり，終了のタイミングを図りにくい．医療保険におけるリハビリテーションの機会がなくなった患者の場合，身体障害者手帳の等級変更や身体機能の変更に伴う介助方法の検討などの機会が得られにくく，現状にそぐわない対処方法が継続されていることもある．さらに，在宅での生活がかなり厳しくなってきていても，施設入所を一度も検討したことがない，と

いうケースも珍しくない.

　このように，ひとたび在宅ケアが開始されると，何らかのきっかけがないと現状の見直しがしにくい状況がある．何か新たな目標設定，長期的な視点に立った上での必要な働きかけ，というよりは，現状維持が目標となってしまいがちである．MSW は，こうした傾向を踏まえ，入院を契機に，新たな課題がないか，在宅関係者と一緒に検討してみることが，よりよい在宅ケア継続のためにも大切である.

(3) 在宅医療継続が困難になったときに登場する MSW
❶在宅が困難となったとき，療養先を探しているのは病院の MSW

　入院と同時に「もう家ではみられません」と家族が申し出た場合にも，MSW に依頼がくる．もともと在宅が厳しくなっていたケースの場合，ケアマネジャーが施設探しに協力的な場合もあるが，在宅ケアが困難，となった時点で，「あとは病院でお願いします」と言われることもしばしばある．訪問診療機関が長期療養先を探す，ということは非常に珍しい．反面，入院中に，退院先の検討を要する状況になった場合にも，病院側が在宅主治医に意見を求めることはまれであり，多くの場合は家族の意向が重視される．在宅ケアが困難という結論になると，そのまま長期療養施設に転院となり，在宅主治医がその事実を知るのは転院してしばらくたってからであることも珍しくなく，情報の共有が課題である.

　患者の状態と同時に，経済的条件やエリア，施設の種別などに応じて施設入所の相談を進めていくが，条件に合った受け入れ可能な施設にはそれほど選択の余地がないのが実情である．スムースに受け入れ先が決まる患者と，たとえば 20 か所以上あたらないと決まらない，といった難しい患者に二極分化する.

　在宅から直接，入院・入所先を探さなければならないとき，「どこに対応できる病院・施設があるのか，誰に相談していいのかがわからない」といった関係者の声をよく耳にする．また，在宅ケアが困難になった際に，在宅チームとして療養目的での入院・入所相談を誰が担当するのかがあいまいなため，入院した折に入院先の MSW が探す，ということが多くなる．しかしその時点でも，施設入所の依頼にあたって確認すべき基本的な情報（たとえば，1 か月にどの程度の費用負担が可能なのか，身元引受人になってもらえる身内は誰なのかなど）が

掌握されていないことも多い.

　介護保険上のことについてはケアマネジャーの範疇だが, 医学的に難しいケースや社会的背景の複雑なケースなどは, ケアマネジャーによる調整の限界もある. そのような場合, 在宅で解決できない諸問題が入院先にそのままもち込まれる. そのため, 病院の MSW が在宅チームのソーシャルワーク機能を, 結果的に代行している, という現状がある.

❷在宅, 病院, 双方の橋渡しをする病院の MSW

　在宅医療が導入されて一定の時間が経過していても, 療養環境整備や退院マネジメントのすべてを入院で, という在宅チームの依頼に, 病院側が戸惑う場合がある. 一方, 退院調整では, 「病棟生活を基準にしたケアの組み立て」や「入院中の限られた経過を基準とした諸判断」に, 在宅チーム側からは検討の不十分さを指摘されることもある.

　また, 入院では, 治療が中心という状況を背景に, 患者・家族よりも医療者側の判断が優位になりやすい関係にあるが, 在宅は患者・家族が主人公の場であり, 医療者が患者・家族に対し, 強制力を伴った関係を構築することが困難な状況に置かれている. そのため, 在宅での働きかけには限界があることを入院チームは認識する必要がある. 一方で病院という特殊な環境下で, 在宅での生活に配慮した対応にも限界もあり, 病院に対する在宅チームからの積極的な情報提供や家族対応などへの協力も大切である.

　このような病院, 在宅, それぞれの特徴や背景の違いを踏まえた相互理解が促進されるよう, MSW は双方のチームへの働きかけが重要である.

B 在宅医療連携において病院の MSW が果たす役割とは

(1) 情報集約・伝達の要としての MSW

　退院調整にあたり病院の MSW は, 「院内チームのとりまとめ役」「院内チームと院外チームとのつなぎ役」「患者・家族と支援チームとの調整役」といった, いくつもの役割を担う. 退院調整看護師との役割分担は医療機関によってまちまちである.

　退院後は, 在宅チームの規模は職種, 人数いずれも, 病棟チームよりも小規模になるのが一般的である. また, 診療上有用な情報の量も, 当然ながら院内

外では大きく異なる．医師や看護師，セラピストなどから提供される医学的情報に加えて，「医療機関を含むこれまでの関係機関や関係者からの情報」「疾患や障害に対する患者・家族の受け止め」「在宅生活に向けての不安や関心事」「意欲や目標などに関する情報」の提供も，入院から在宅へ移行する際の大切な支援である．

在宅側から過去の病歴や診療情報などの問い合わせがある際にも，個別的な内容や複雑な事情が含まれると，医療連携室ではなく MSW に相談がまわってくることが多い．また，入院後に在宅での暮らしぶりや病前の ADL，家族の状況などについて，病棟での聴取では不足している情報を，訪問診療機関や訪問看護ステーション，ケアマネジャー，地域包括支援センターなど，各在宅関係機関から集め，病棟での療養や退院調整に活かす働きをしているのも MSW である．在宅では，一般的にケアマネジャーのもつ情報量が多いが，医学的情報も含め，どこか1か所にすべての情報が集約されていることはまれで，関係機関それぞれへの情報収集が必要になることが多い．

同時に，病院の MSW が入院中に得た情報を在宅チームに伝える際に，在宅チーム内に MSW がいるとは限らず，MSW としての支援を継続するための申し送りの相手がいない，という問題が生じる．MSW が直接・間接に得ている情報はいくつかの種類に層別化されるが，そのすべてをチームに共有できるとは限らない．チーム全体に共有すべきものは多いが，支援上重要だが全体には共有できない性質の情報を，誰に委ね，どのように支援に活かすかについていつも悩んでいる．

こうした点で，病棟から在宅へ，在宅から病棟への共通した窓口として，同時に医療・ケア・社会的背景を含む総合的な情報の集約点に位置づいているのが MSW である．また，入院中に集約された情報を適切な相手に適切に伝達することも求められている．そのために，医学的判断を尊重しつつ，倫理的であること，効果的であること，総合的であることなどが，MSW の情報集約・伝達における視点として重視され，その機能が発揮されている．

(2) 当事者と専門職をつなぎ，専門職同士の協働を促進する

患者・家族に在宅ケアのイメージが乏しく，不安が大きい場合でも，安心できる支援体制やケア方法を検討・提案し，一度は家に帰るチャンスを模索する

ことも，MSW の重要な役割である．その際のポイントは，「専門家の意見を尊重」しながら，「専門家でなくても」できるように，という視点をもって課題を整理し，提示することである．そのプロセスがなければ，在宅ケアのイメージをもつことができず，たとえ自宅への退院を望んでいても，最初から「在宅は無理」と諦めてしまう患者を見過ごすことになってしまうからである．

　また，入院中に評価した内容や望ましいと考えたことが，在宅では継続が難しかったり，あまり有効でないことも多い．反対に，入院チームとしては難しいと考えていることについて，在宅チームは有効な解決策をもっている場合もある．このようなことを踏まえ，入院中にすべての問題を解決し，その結果を在宅側に伝える，という考え方ではなく，むしろ入院中に試してうまくいかなかったことや，うまく解決が図れていないことなどを率直に伝え，意見交換する中で一緒に解決策を検討できる関係性を築くことが重要である．

　在宅ケアそのものが可能かどうか迷うような場合でも，病院側の判断だけでなく，結論を出す前に，在宅での経験知による打開策や現実的なアドバイスを得ることによって，より多面的な検討が可能になる．解決が困難だと考えていたことも，病院での環境下の発想とは異なる発想によって，より簡易で有効な解決策が見出され，在宅へのスムースな移行が図れることもある．

　退院にあたっては，現在は診療報酬がついていないが，訪問診療や訪問看護の初回訪問に MSW が同行する取り組みも，病院から在宅へのスムースな移行に有効ではないかと思う．

(3) 生活基盤を再構築し，支援ネットワークを再編する

　入院後に生じた経済的な問題や就労上の課題，住まいの調整など，新たな生活を始めるにあたっての生活基盤の整備が必要な患者に MSW がかかわる機会は多い．退院後の生活基盤の安定に向けて，入院中に可能な限り社会保障制度に関する手続きを整えておくことも，在宅医療連携上の重要な支援として行っている．

　問題の状況に応じて，該当する社会保障制度の活用を図り，生活基盤を安定させることによって，療養生活が安定し，その先に患者・家族の社会参加が促進されるといった効果が期待できる．退院時には問題になっていなかったことが，長い療養生活を経て，大きな問題として浮上することや，状況の変化に

よって新たな問題が発生するということは，多くの支援者が経験しているところである．変化の状況に応じて，支援チームのネットワークそのものを再編する必要が生じることもある．退院時だけでなく，その後も一貫した支援が可能になるよう，MSW がチームに継続してかかわれる体制を築くことが期待される．常にかかわることはなくても，経過が共有され続けることで，いざというときに，タイミングよく必要な役割を発揮することが可能になるからである．

　入退院を繰り返したり，外来や訪問診療を通じてつながりがある医療機関にMSW がいる場合には，その機能を期待することも可能である．しかし MSW がいる医療機関との関係が断絶している場合，入院の機会がなければその機能を求める先がなく，患者・家族にとって必要な情報が得られないままになっていることがある．この点は在宅医療連携上の１つの課題である．

(4) 意思決定支援の場面において期待される MSW

　治療方針や退院先の決定など，患者本人の意思が最も尊重されるべき場面でも，実際に患者自身が決定できているかどうかについての判断には限界もある．それは，自己決定できるほど具体的にイメージできない状況で判断を求められること，家族の負担を思いやって本当に望むことが必ずしも言えないでいること，認知機能の低下によって判断自体が困難になっていること，などに起因している．

　いずれの場合でも，自分自身の受けるべき医療や介護について，患者自らの意思が尊重されるように意思決定を支援していく必要がある．そのために MSW が重視すべきことは，個別面接である．「情報共有」「合意形成」を尊重するあまり，集団での面談機会が多くなり，本来大切にすべき丁寧な意思確認が形骸化してしまう恐れがある．

　プライバシーの保たれた場所で，時間をかけて患者の話を聞いたり，家族との個別面接をすることなく，「一堂に会して」現状の説明や意思確認を行い，「全体の合意事項」とする方法は，声の大きい者，患者・家族を説得したい者にとって時に効果的ではあるが，患者・家族の意思を引き出し，尊重するという目的にそぐわない面もある．

　また，権限や知識に偏りがあるために，患者と医療者らが対等な関係を築きにくい場面では，その落差を埋めるための働きかけが重要になる．たとえば病

状説明の場で，医師の説明に対する患者の理解が不十分だと感じたら，患者の疑問に沿って理解を深める効果的な質問を加えたり，説明内容の概要を整理したり，といった，医療者と患者・家族間の「通訳」的なかかわりをすることが，相互の理解を促進し，より望ましい意思決定のプロセスを経ることにつながる．こうしたかかわりにおいても，MSW の果たすべき役割は大きい．

C | 外来，在宅における MSW の位置づけの明確化と積極的な配置を目指して

在宅医療へ移行した後も，病院と訪問診療機関は継続して連携を求められる．入院相談だけでなく，受診相談，医療情報の提供，家族調整，制度活用などである．在宅医療チームに MSW がいない場合は，その代替機能を病院の MSW が担い，在宅に MSW がいる場合には，連携を深めながら，継続的に課題を共有し，解決をはかっていくことができる．

病院ではさまざまな専門職が働いている．その中でも，病院全体の部門にかかわり，地域の諸機関，他の医療機関とのかかわりを継続して行う職種がMSWであるともいえる．担当した患者の親，きょうだい，子など，かかわりは別の形で再開されることもある．どんなときでも，誰からでも気軽に相談してもらうことができる，地域に開かれた相談窓口として，MSW の役割を発揮していきたいものである．

一方で，病院の施設基準や加算算定の要件に社会福祉士が位置づけられたことにより，病院の MSW の業務の相当部分が退院支援に振り向けられている現状がある．このため，MSW の配置も病棟優先となり，外来や在宅への配置が進まず，そこでのソーシャルワーク機能の発揮が不十分になっている面は否めない．

MSW は現在，法人との雇用関係で働いていることが多く，法人をこえて地域の資源として機能することに限界がある．地域で横断的に機能していた保健師や行政機関の福祉相談職も大幅に機能を縮小され，業務が民間に委託されてきた．このような流れにあって，MSW が地域全体に貢献することはシステム上，より困難になっている．こうした制度的制約を背景に，在宅で解決できない社会的問題の解決も，入院機能の中に求められているのが実情である．

その結果，病気の治療よりも社会的問題の解決に長い時間を要し，在院日数

が延び，MSW は病院と患者・家族との間で苦悩することになる．また，病院という特殊な環境下で，ごく限定的なかかわりの専門職からの説明によって，人生の重要な選択が行われている現状は，意思決定支援の点からも改善すべき問題点を多く含んでいる．

上述してきたように，MSW は病院において，その役割と機能を発揮しているが，地域全体に視点を移したとき，その機能の発揮は十分とはいえない．MSWを外来や在宅においても，チームに位置づけ，配置を進め，病棟との連携を強めることにより，入院依存型，ケース対応型のソーシャルワークを打開し，継続的で一貫性のあるソーシャルワーク機能を発揮できる可能性が広がるのではないだろうか．

〔井上弘子〕

9 高度急性期病院における連携看護師の役割
— patient flow management —

はじめに

　わが国は，急速な少子高齢化を迎え，2025年には日本の医療が崩壊しかねない危機を迎える．その危機には，①医療を必要とする高齢者が増えること，②稼ぎ手である就労世代の人口が減ること，③医師・看護師の労働人口が減ることがあげられる．これらの危機を回避するための方策として「医療機能の分化・強化」「地域包括ケアシステム」が2014（平成26）年度の診療報酬改定で冒頭に打ち出された．これにより病院側は，病床機能報告制度により平均在院日数の短縮や看護必要度の引き上げなど，さまざまな制約を受けているが，その中で，患者を安全・安心に早期退院させることが大きな課題である．

A　名古屋第二赤十字病院の取り組み

　筆者の所属する施設は病床数812床，地域医療支援病院，救命救急センター，がん診療連携拠点病院などの機能を有している．平均在院日数は10.2日，病床利用率90.1％，年間新規入院患者数23,786人／年（65.3人／日）であり（2017年8月現在），重要方針として救急医療・高度医療に特化し高度急性期病院を目指すことを掲げている．救急医療・高度医療に特化するためには，三次救急の不応需はせず，急性期の状態が早期に安定した段階で，患者に退院もしくは転院を促し，次の救急患者のベッドを確保することが重要課題である．そのためには，患者・家族が「病院を追い出される感」をもたないよう「安全・安心」を担保した支援が必要と考え，院内および院外の連携を充実させ，退院支援を強化し，入院時および入院前から行う早期支援の仕組みづくりとして，患者支援センターを新設した．

B 患者支援センターとは

　患者支援センターとは，患者の身体的・精神的・社会的側面を捉え，退院後を見すえた最適な医療を提供する，いわゆる patient flow management（PFM）の考え方に基づき，入退院に関連する部門を統合して創設された新しい部門である．つまり，患者の入院から退院までを一貫して管理し，入院前から患者の抱える諸問題に対して早目の対処および支援を行う部門である．

　患者支援センターは，入院支援室・入院業務支援室・相談支援室・医療福祉支援室・退院支援室・地域包括ケア支援室の6室である（図Ⅱ-9-1）．

C 患者支援センターの役割

（1）入院支援室

　内科支援科（内科系）と手術・検査支援科（外科系）で構成され，配置職員は，医師6人（兼務），薬剤師2人（兼務），看護師11人（専任），医療事務2人（専任）である．各々の役割は，以下に示す．

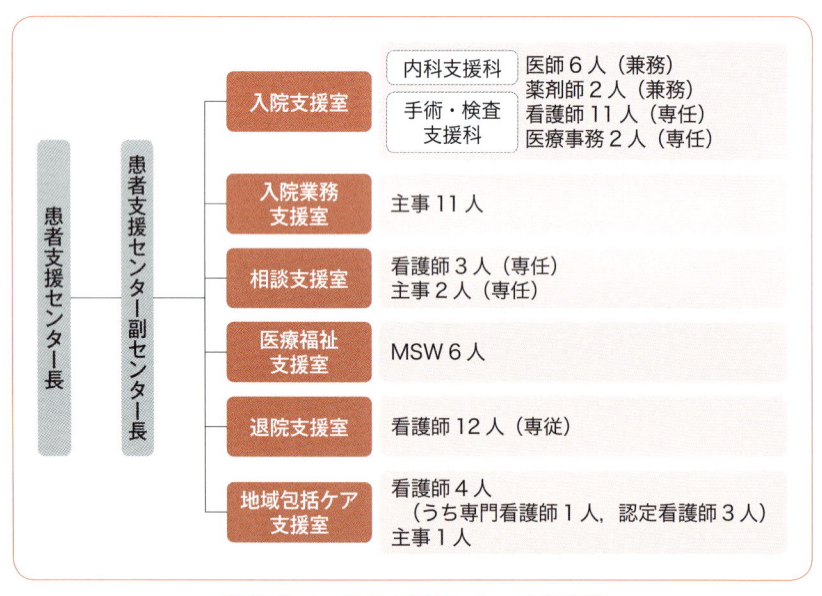

図Ⅱ-9-1　患者支援センターの組織図

❶**医師（麻酔科医）**：術前診察および術前検査など.
❷**薬剤師**：持参薬のチェック，中止薬の説明など.
❸**看護師**：入院および各種説明，入院時スクリーニングなど.
❹**医療事務**：患者プロファイルの入力，各種説明など.

　看護師は，入院時スクリーニングを行い，退院ハイリスクを抽出し，ハイリスクがあれば，その場で退院支援室につなげていく．そして，退院支援室では，限られた入院期間内に退院もしくは転院できるよう支援を行うことが重要な役割である.

(2) 入院業務支援室

　配置職員は主事11人で，入院に関する手続き一式，初診患者・予約患者の受付業務などを行っている.

(3) 相談支援室

　配置職員は，看護師3人（専任），主事2人（専任）で，受診相談およびあらゆる相談業務を行っている.

(4) 医療福祉支援室

　配置職員は，社会福祉士（以下，MSW）[*1] 6人で，地域の関係機関との連携を図り，①心理・社会・経済的問題のある患者への支援，②虐待など権利擁護問題のある患者への支援，③退院支援を主に行っている.

(5) 退院支援室

　配置職員は，看護師12人（専従）であり，内訳は，看護師長1人，看護係長4人（うち訪問看護認定看護師1人，新生児集中ケア認定看護師1人），看護主任4人（うち男性看護師1人），看護師3人で病棟配置とし退院支援を行っている．また，患者・家族の安全・安心を担保できるよう，退院前在宅評価訪問や

[*1]：基準を満たすためには，当該施設で働くMSWは原則，社会福祉士の資格をもたなければならない.

退院・転院時の同行も行っている.

(6) 地域包括ケア支援室

　ねらいは，人口減少時代において限られた人的資源を地域で共有し，活用していくことで，地域全体の看護の質の標準化・向上を図ることである．配置職員は，家族支援専門看護師1人，皮膚・排泄ケア認定看護師1人，摂食・嚥下障害看護認定看護師1人，認知症看護認定看護師1人，主事1人である．役割としては，在宅および転院先への訪問看護支援，入院，外来患者への支援，院内外での研修などを行っている.

D | 早期退院支援を行う上での問題と対策

(1) 問　題

❶退院支援に関し，看護師と MSW の役割分担がはっきりしていない

❷医師・看護師などの職員全員が，本来の退院支援の意味を十分理解しているわけではないため，悪い言い方をすれば「丸投げ」状態になる場合がある

❸患者・家族は追い出され感が強い

❹連携施設が少ない

(2) 対　策

❶に対して

　　MSW は，組織図上「医療社会事業部医療社会課」に所属していたが，「患者支援センター」の所属とし院内で組織編成を行った．そして，患者支援センターとして，退院支援における看護師と MSW の役割分担を行った．役割分担の内容は，各々の専門性を発揮することを念頭に置き，MSW は主に「心理・社会的問題を抱える患者」とした.

❷に対して

　1. 退院支援について，医師・看護師・その他のコメディカルに対し，さまざまな会を利用し説明を行った.
　2. 看護師に対しては，集合教育を活用した.
　3. 医師に対しては，入職時にオリエンテーションを行っている.

4. 病床機能報告制度により病院の方向性が示されたこともあり，「DPC入院期間」[*2]と「看護必要度」の一覧を診療科および病棟ごとにイントラネットに1時間更新でアップしていくことで，病院の使命，退院支援の必要性を医師，看護師に意識づけている.

5. 退院支援看護師は，医師のカンファレンスに参加することで，入院時から患者の退院を見すえた情報共有を行い，医師・看護師間での認識のずれを予防することができる.

6. 病棟でのチームカンファレンスを推進し，患者にかかわるすべての職員が参加することで，患者のゴールを共有することができる.

❸に対して

1. 病院の使命を掲示（**図Ⅱ-9-2**）することで，患者・家族の理解を得る.

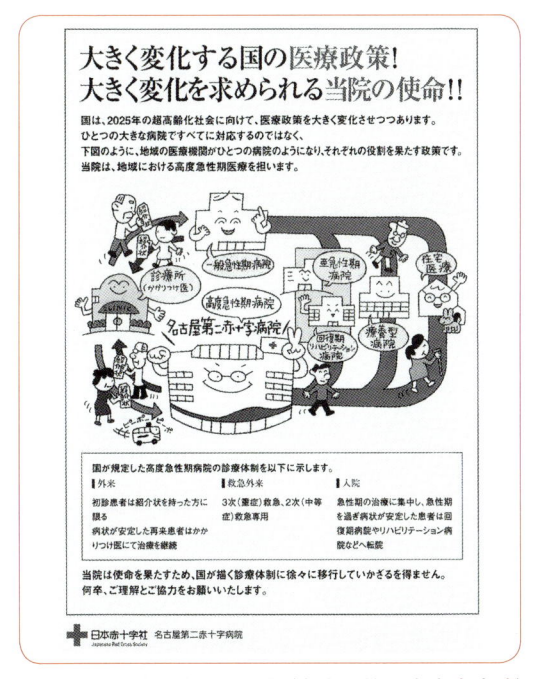

図Ⅱ-9-2　病院内での広報（名古屋第二赤十字病院）

[*2]：包括医療費支払い制度（diagnosis procedure combination：DPC）で示されている目指すべき入院期間の指標.

退院したら自宅で療養したいと考えているけど…
入院前の生活と変わってしまうことへの不安…

この不安を少しでも少なくして，ご本人・ご家族が希望する在宅療養ができるように，または，自宅が難しいと思うなら，自宅に代わる生活の場に帰ることができるよう，必要な調整を専任の看護師が行います．

当病棟１病棟８階の専任退院支援看護師

看護師　　○　○　　○　○

名古屋第二赤十字病院　退院支援室

図Ⅱ-9-3　入院時から始まる退院支援のための病棟内掲示

2. 全診療科の入院診療計画書に病院の使命および入院時から退院の相談をする以下のような文言を追加した．「当院で行わなければならない治療期間が過ぎた時点で，退院または転院をお願いしています．当院の使命をご理解いただき早期退院にご協力お願いします．そのために，入院した時点から退院に向けてのご相談をさせていただきます」

3. 各病棟に専任の退院支援担当者名を掲示（図Ⅱ-9-3）することで，担当の相談者がいることを明示し，不安軽減に努めている．

4. 自宅退院に不安のある患者に対しては，退院支援看護師による「退院前在宅評価訪問」を実施している．これは，入院時に患者が病棟で「しているADL」とリハビリ室で行っている「できるADL」が家族にはわからないこともあり，自宅訪問することは有効である．

5. 転院患者に関しては，できる範囲内で同行している．これは，患者・家族の安心感につながっている．また，同行することで転院先の職員と顔の見える連携を深めることができる．

6. 在宅および転院先への専門・認定看護師による訪問の実施を行っている．これも，患者・家族への安心感につながっている．

❹に対して

医師・看護師などの医療関係者の顔の見える関係構築が重要であることから，以下のことを積極的に行っている．

1. 地域連携にかかわるセンター長，副センター長，各室長で医師会・病

院・医院などへの挨拶回りを行い，病病・病診連携の構築を行っている．
2. 診療科ごとの病病・病診連携構築のため，各診療科部長も，病院・医院などへの挨拶に出向き，病病・病診連携を推進している．
3. 病院職員はさまざまな連携会には積極的に参加し，名刺交換を行い顔の見える関係を構築している．
4. 患者転院時には，退院支援看護師が同行し，挨拶および情報交換を行っている．

E｜退院の考え方

　退院についての考え方は，患者・家族と病院とでは大きな違いがある．急性期病院は，「救急車を断らない」「平均在院日数の短縮」のために，退院支援の早期介入が必要である．しかし，患者・家族は「入院は，元どおりの身体になって，元どおりの生活ができる」「元の身体になるまで退院したくない」ため，この両者には大きな溝がある．病院側と患者・家族との溝を埋めるには，①入院案内パンフレット，病院広報，入院療養計画書などを活用し，入院時から病院の使命・役割，地域連携についての説明をし，患者・家族の理解を得る，②限られた入院期間であるため，入院時もしくは入院前から退院ハイリスクの抽出を行う，③医師・看護師・多職種でのチームアプローチとして，協働のためのチームカンファレンスを行い，患者のゴールを見すえた情報を共有する，といったことが手段として有効である．

　「退院調整加算」は，平均在院日数で評価する加算であったが，「退院支援加算」は，施設基準を厳格化し，退院支援体制を評価する加算となった（2018年度の診療報酬改定で，「退院支援加算」は「入退院支援加算」に名称変更）．施設基準は，退院支援の専従者を病棟に配置すること，多職種カンファレンスの実施や院外の医療機関などとの密な連携体制整備が記載され，退院後の生活も見すえた退院支援を目指していることである．つまり，退院支援の仕組みが病院に根付くことによって，在院日数の短縮および地域包括ケアの推進につなげていくことが目的である．

　ここで，「退院支援」と「退院調整」の言葉の意味を明確にしてみたい．宇都宮によると，「退院支援」とは[1]，患者が自分の病気や障害を理解し，退院後も

継続が必要な医療や看護を受けながら，どこで療養するのか，どのような生活を送るかを自己決定するための支援である．また，「退院調整」とは[1]，患者の自己決定を実践するために，患者・家族の意向を踏まえて環境・ヒト・モノを社会保障制度や社会資源につなぐなどのマネジメントの過程である．「退院支援」の言葉の意味を深く受け止め，患者の安全・安心を目指した退院の仕組みを考えていくことが必要である．

F 退院支援体制構築に向けた課題

以下のことがあげられる．
①患者・家族および地域への広報を行い，病院使命の理解を得る．
②院外連携の構築．
③院内連携の構築．
④医療の質の向上と継続的な改善．

おわりに

現在，医療機能の分化・強化に伴い，チーム医療の推進，スペシャリストおよび専従・専任看護師の活躍など，さまざまな分野で医療者が専門特化してきている．これは，医療の質の向上に貢献すると考えられるが，一歩間違うと，「丸投げ」状態になることが危惧される．丸投げは，自分で考えないため，アセスメントスキル・テクニカルスキル・ヒューマンスキルを低下させることにもつながっていく．院内連携は，全職種が目標を共有し，ともに力を合わせて活動する．院外連携同様にそれぞれが顔の見える関係，心のつながる関係で何でも相談し合え，協働して活動できる本来の院内連携構築を目指したい．そして，地域包括ケアシステムの中で，高度急性期機能を果たしていけるよう，さらなる患者支援体制を整備していきたい．

― 文献 ―
1）宇都宮宏子：これからの退院支援・退院調整. p.10, 日本看護協会出版会, 2011.

〔古城敦子〕

10 在宅医療連携における中小病院看護師の役割

はじめに

昔に比べて入院は長くできないという認識が広まってきた．通院困難になった場合，以前のように病院ではなく，地域の中で療養する人が多くなっている．

患者が退院後に自宅療養に移行してからも医療と上手に付き合い，安心して暮らしていけることが大切である．そのためには，病院の看護師による退院支援が重要である．なぜなら，看護師は「診療の補助」と「療養上の世話」という，医療と生活を支える職種だからである．看護師は，入院中の患者と過ごす時間が，一番長い職種でもある．そして，看護師には，患者が，適切な医療を退院後も継続して受けることができ，安心して暮らせるように「つなぐ」役割がある．そのためには，入院中から患者が，"退院後の暮らしをイメージできるように支援していくこと"が大切である．

A かわな病院・緩和ケアサポートチームについて

かわな病院（以下，当院）は，名古屋市昭和区にある，24時間体制の訪問診療・訪問看護を中心に在宅医療を提供している機能強化型在宅療養支援病院である．病床数53床で，このうち地域包括ケア病床が23床，透析ベッドが60床である．入院患者は，「急性期病院からの転院」「当院外来患者・訪問診療からの入院」および「地域で連携している開業医からの紹介入院」などが主である．

院内には，主にがん患者を対象とする「緩和ケアサポートチーム」を配置している．このチームは多職種により構成され，構成メンバーで毎週1回「緩和ケアサポートカンファレンス」を実施している．緩和ケアサポートカンファレンス記録は，電子カルテを通じてかかわるスタッフで共有する．緩和ケアサポートチームの機能を活かし，「緩和ケアサポート外来」「バックアップベッドとしての病棟」「訪問診療・訪問看護を中心とした在宅療養支援機能」の連携による「かわな病院緩和ケア在宅療養支援センター」を整備し，切れ目ない医療をがん患者に提供している．

B 緩和ケア患者の退院支援

（1）次の療養場所を決めるまで

　当院の緩和ケアを受ける患者は，急性期病院から紹介されるがん終末期の患者がほとんどである．対象者は余命が限られて時間がない患者なので，退院支援はスピードを必要とする．入院して1週間以内に緩和ケアサポートカンファレンスを実施し，入院前の「医療情報」「生活情報」「患者・家族の思い」「病気に対する理解度」などを，かかわるスタッフ間で情報共有する．現在の症状，おおよその予後などから自宅退院の可能性も踏まえ，退院後の療養場所はどこが適切かを協議する．

　初回の緩和ケアサポートカンファレンス後に，患者・家族と「医師の面談」を設定する．患者・家族とスタッフとが知り合ってから数日，まだお互いが探り合っている時期である．この面談で話し合う内容は，「今後の病状のこと」，および「次の療養場所についての提案」が主な内容となる．「次の療養場所の提案」がきっかけになり，患者・家族から，その後の療養生活のあり方について相談を受けることが増えてくる．特に病状について患者・家族がどうとらえ，どう考えているかが，今後の過ごし方を決める要になる．患者・家族が今後の症状の経過に関して理解をしていない場合は，なかなか最期までの具体的なイメージができず，それゆえ退院の時期を逸してしまい，退院を待たずに亡くなってしまうこともある．患者・家族が，回復に対する期待感をもっているうちは「もっと食べられるようになってから」「外来に行けるようになってから」などの発言がみられる．このような発言内容から，病状について，患者・家族と医療従事者との間で認識のずれがあることが理解できる．一方，真実を知っている家族が患者を励ますために，同じような発言をすることもあり，その場合は要注意である．退院のチャンスを逃してしまう可能性があるからである．

　患者の真実の希望を聞き取ることは重要である．もちろん，患者が直接，医療従事者に本心を語らないこともあることは念頭に置いて対話する．患者がどう思っているのか，本当にそう思っているのか，患者の思いを表出できるよう看護師は支援する．言葉の内容だけではなく，そばに寄り添いながら，声のトーン，しぐさ，表情をみて話をしていく．夜勤帯の病棟看護師に不安な思いや心配ごとを表出されることが多い．「今後の症状のこと」「次の療養場所のこ

と」「具体的な在宅での医療のこと」「今の段階で患者・家族がイメージしていること」に寄り添い，傾聴しながら，内容を言葉にして説明しイメージしやすいようにしている．「入院したばかりなのに，もう退院の話なんだね」と，憤りの声が聞かれることもある．憤りの声はしばしば，患者自身が「次の療養場所」を考えはじめたサインでもある．病室の窓から見える景色の話から，自宅の様子を話してくれることもある．患者から「普段の生活状況」が聞けるようになると，看護師は「次の療養場所」をイメージしやすくなる．

特に医師との細やかな連携は必須であり，お互いに信頼して情報を共有しながら支援していくことが大切である．医師の言葉は患者・家族に強く残る．それを踏まえ，医師との信頼関係構築が円滑に進むように，看護師は言葉を選びながら，患者と対話していく．緩和医療を受ける患者の家庭では，高齢者世帯が多くなっているため，一度の面談の説明では患者・家族も内容を理解できないことが多い．病室に戻って，患者・家族から，聞かれたことについて答えることができるのも看護師である．

患者の気持ちは揺れ動いていることを理解し，かかわることが重要である．クリアカットに決断できないことは，患者の理解力の不足ではないことが多い．「葛藤をもっているうちは，すぐ決められない」ことを看護師は理解し，粘り強く，揺れ動く心に付き合う方がいい．次第に症状を理解し，揺れ動く気持ちに整理がつきはじめ，患者・家族もおおよそ「次の療養場所」について意識できるようになると，少しずつ具体的に言葉が出てくるようになる．

入院時からある程度時間も経ち，症状も落ち着いた頃には，患者・家族は次の療養場所のおおよそのイメージがつくことが多い．このようにして，看護師が対話を通して継続的に支援しつつ「医師との面談」を繰り返していき，「次の療養場所」を決めていく．患者・家族から予後について聞かれるのもこの時期が多い．予後については，あと何か月ということは言わず，「週単位で変化される可能性があります」「来週はまた少し変化されているかもしれないです」という表現で医師から伝えている．その対話の過程で，患者・家族から「今しか，帰るときはないのですね」「今がいいときなんですね」といった言葉が出たタイミングを逃さず，具体的な退院支援にもっていく．

ほかの専門職との連携も重要である．看護師は，医療ソーシャルワーカー，リハスタッフとの連携により，患者を総合的にみることができる．患者は，気

持ちも揺れ動く．患者・家族のそれぞれの思いについて，多職種間で認識にずれが生じることがある．この「認識のずれの調整役」も看護師が担うことが多い．緩和ケアサポートカンファレンスで，この認識のずれは，お互いに解消しあうことが理想である．

(2) 自宅退院の支援・訪問看護との連携

　「次の療養場所」を自宅に決めた患者は医療ケアが必要なことがほとんどである．医療ケアは，患者・家族にとって負担が大きい．退院までの時間が短い場合，病棟で医療ケアの方法について指導されても十分な自信がもてず，退院後も継続した指導を受けることを希望される患者・家族が多い．症状が不安定な患者では，介護度も高く，家族にとっては，おむつ交換などの介助もかなり身体的な負担になる．退院後も医療ケアを在宅療養の場で円滑に継続していくためには，病院看護師と訪問看護師との連携が必要になる．

　訪問看護をスムースに導入するためには，訪問看護師に退院前病棟訪問を依頼するのがよい方法である．そして，退院前訪問時に，病院の看護師から具体的に医療ケアについて訪問看護師に情報提供をしていく．患者・家族も，訪問看護師と病院看護師が顔合わせをすることで安心されることが多い．病院看護師も訪問看護師から在宅療養の立場から医療ケアについて質問されることで，自分たちが気づいていなかったことに気づくこともある．たとえば，輸液ボトル交換の時間を夜間ではなく日中にする，内服回数を減らす，血糖測定の回数を減らすなど，訪問看護師から提案されると，在宅療養での患者の生活を病院看護師がイメージするきっかけになることもある．このことを含め，退院までに病院看護師が，医師と連携しながら医療的な調整をしていく．退院支援がうまくいくためには，医師の在宅医療への理解が必要である．顔をみながら，病院看護師から訪問看護師へ病気について患者・家族がどのようにとらえているか，死を意識しているか，介護者の思い，などを情報共有していく．訪問看護師の視点は，生活面から患者をみることにある．視点の違いを認識することが，病院看護師にとって，より強く生活をイメージできるきっかけとなる．自宅療養においては，治療優先ではなく，暮らしに医療，看護が溶け込む必要がある．

（3）退院時カンファレンスの開催

　退院時カンファレンスでは，病院側，在宅側スタッフが揃い，互いに情報共有をする．カンファレンスには，患者・家族も参加する．在宅医師，病院医師ともに，細やかに連携が必要である．病院看護師は，患者・家族から言葉が出るように，場面づくりが大切である．医療ケアについて，カンファレンス前の専門職間でのすりあわせも重要である．病院看護師から，訪問看護師に事前情報を渡しておくのである．これでより具体的な話をつめることができ，時間も短縮できる．退院後に起こり得る問題や，その対処方法なども細やかに協議し，患者・家族が不安にならないようにする．

（4）退院後の連携・訪問看護からつなぐ看護

　退院しても，再入院を希望されることもある．退院した瞬間に，患者は，「治療を受ける立場」から「生活をする立場」に切り替わる．退院時から患者の身体は変化し続ける．身体の変化が急な場合には気持ちがその変化に追いつけず，再入院を希望する患者もいる．再入院により，患者・家族が「後ろめたい気持ち」や，「自分たちを責めるような気持ち」にならないよう病院看護師は，寄り添うことが必要だと思う．

　再入院時には，訪問看護師から情報提供をしてもらう．退院時に顔合わせをしているため話もしやすい関係にある．退院時には病院看護師から訪問看護師へ，再入院時には訪問看護師から病院看護師へ，「つながる看護」が必要である．

　また，自宅退院が困難となった患者については，外出・外泊を提案している．これを繰り返すことで自宅退院ができる患者もいる．さまざまな患者の支援をしていく中で，病院看護師が得る学びは大きい．

C　これからの病院看護師の退院支援

　退院支援も患者一人ひとり，違いがあって，また，それぞれに暮らしがある．患者が地域での療養場所，生活のイメージができるよう支援していくためには，病院の看護師の役割は大きい．これは，「次の療養場所をどこにするか」「どう過ごしたいか」などを，患者自身が決めることへの支援でもある．

　2016年度の診療報酬改定で「退院後訪問指導料」が新設され，病院看護師が

退院した患者宅に訪問指導できるようになった．病院看護師が，患者・家族に指導できるのみならず，退院後の実態を知ることで，より患者の立場にたった生活の状況を理解できる．

また，訪問看護との連携において，同一職種であることから共通理解はしやすい．相互交流こそ大切と考える．病院看護師にとって，退院支援した「患者のその後」は気になることが多い．「患者のその後」について訪問看護師から病院看護師にフィードバックしてもらうことや，「退院後訪問指導」が，病棟看護師の退院支援のステップアップになる．

入院とは「看護との付き合い」の始まりであり，看護も継続されていく必要がある．今後，「退院後の生活をイメージできる力のある看護師」が病院に増えていき，人生の最期を暮らしの中で迎える人が増えることを期待したい．

〔平野玲子〕

病院リハビリテーション部による退院支援

A │ リハビリテーションの立場から

　患者・家族ともに，疾病や障害を抱えても地域で自分らしく豊かに暮らす生活を望む自由がある．

　リハビリテーションスタッフ（リハスタッフ）の担うべき役割は，病院医療従事者（病院スタッフ）と在宅を支える支援者（在宅支援者）をつなぎ，リハビリテーションアプローチ（リハアプローチ）を通して，人としての当たり前の生活を保障することである．

　在宅療養支援の入口は，入院に至った要因を明確にすることである．リハの視点から在宅療養の阻害因子を探ることは重要で，阻害因子を解決するアプローチを提供できれば円滑な自宅復帰につながり，在宅療養可能な患者が思いのほか多いことがわかる．リハにおける阻害因子を，

　①新たな疾病を発症し治療を受ける場合

　②医療的な問題を十分に管理できず病状が悪化した場合

　③ADL が低下し，在宅ではケアが難しくなった場合

　④本人や主たる介護者が在宅生活を諦めた場合，と捉える．

　①の新たな疾病を発症した場合と，②の病状悪化は，疾病への治療が最優先される．このような場合でも，入院と同時に自宅復帰に目を向けたリハアプローチを開始することが推奨される．疾病や障害だけが自宅復帰の阻害因子となるわけではない．疾病や障害が安定した後の「病状と ADL を悪化させない在宅での医療管理」と「ADL など生活上の身体介護方法の定着」を入院初期から提供することは，自宅復帰を後押しするだけでなく，在宅療養継続のカギでもある．これらは，在宅の環境に応じて 24 時間にわたり，安全・安楽に行え，個々の状況に合わせた具体的な方法であるべきである．入院中の繰り返しの指導により習得できれば，適切な医療とケアを在宅において継続的に提供でき，③の ADL の低下による生活破綻を引き金とした入院を予防できる．治療と並行

して行われるこのようなリハアプローチの展開と同時に，④の本人や介護者が在宅生活を諦めた要因についても傾聴する．疾病や障害に初めて直面した患者・家族の場合であれば，介護を伴う自宅生活をイメージすることができず，漠然とした不安な気持ちから，自宅復帰を諦める場合も少なくない．患者・家族の「自宅に帰りたい」気持ちが「諦め」の気持ちへと変化する前に，入院早期からの在宅療養を考慮に入れた支援のあり方が病院スタッフに求められる．最低限注意すべきリスクを知る，できないことはできる人に任せる決断と気持ちの余裕がもてる，困ったとき，不安になったとき，周りの支援者に気軽に相談できる「患者と家族」となるように，入院から退院までの期間において，病院スタッフと在宅支援者が役割分担しながら「患者と家族」の成長を促す支援をする．帰れる条件を整えていく在宅療養支援アプローチの実践により自宅に帰るイメージが現実的なものとなり，「自宅に帰ることはそんなに難しくない」と患者・家族，ひいては，われわれ病院スタッフも学ぶことになる．

　本項では在宅療養支援アプローチの実際を，北島病院リハビリテーション部の取り組みを通して紹介する．

B｜地域特性と北島病院の紹介

　北島病院（以下，当院）は高知県の中山間地域に位置し，平均在院日数 21 日の救急体制をとる 50 床の包括医療費支払い制度（diagnosis procedure combination：DPC）対象病院である．この地域の 2015 年の平均高齢化率は 45.7 ％である．すでに，超高齢社会を迎えた診療圏の患者の多くは，老老介護による介護力不足に中山間地域特有の劣悪な住宅環境と在宅サービス不足が加わり，円滑な自宅復帰や在宅療養継続の妨げとなっている．その状況下で，救急病院としての機能を担保しつつ，2016 年の当院の自宅復帰率は 61 ％，自宅から入院した場合の自宅復帰率は 92 ％を維持し，在宅支援病院としての役割を担っている．

　リハスタッフは，理学療法士（PT）・作業療法士（OT）・言語聴覚士（ST）に加えて，歯科衛生士（DH）で構成され，入院・外来・訪問におけるリハ提供により入院から在宅療養への退院調整支援と，さらに在宅療養の継続を支援するリハを展開している．

C｜医療と在宅療養をつなぐための リハビリテーションチームアプローチの展開

　医療ソーシャルワーカー（MSW）との協働により，病院スタッフである医師・看護師・薬剤師・管理栄養士・検査技師と在宅支援者であるケアマネジャー（ケアマネ）・介護職との連携を促すチームアプローチを展開することからリハスタッフの支援は始まる．病院スタッフと共通の目標をもち，自宅復帰からさらに在宅療養に向けたリハアプローチの実際を，当院リハ部の入院から在宅療養に至るまでのリハ訓練業務フローシート（図Ⅱ-11-1 参照）を用いて紹介する．

D｜在宅療養を前提とした入院から退院までの アプローチの実際

（1）入院と同時に行われるスクリーニング

　病院では，一般的に「機能改善」を目的にリハの処方がなされる．しかし，生活自立障害に着目して生活を立て直すことがリハの本来の役割とすれば，生活に何らかの支障がある方が入院した時点でリハの適用は発生している．当院では，障害の重症度にかかわらず，全患者に対しスクリーニング評価（図Ⅱ-11-1 の❶）を実施する．評価は，意識レベル（Japan Coma Scale 3−3−9 度方式：JCS），簡易長谷川式認知症検査（Hasegawa's Dementia Scale for Revised：HDS−R），簡易栄養状態評価（Mini Nutritional Assessment：MNA®），井上式誤嚥性肺炎リスク評価（井上式）（図Ⅱ-11-2），褥瘡リスク判定のための OH スケール，機能的評価のためのバーサル・インデックス（Barthel Index：BI），在宅介護スコア（図Ⅱ-11-3）の 7 項目から成り立っている．入院に至った医療的リスクとケア的リスクの要因を探る入口の重要な評価となる．リハスタッフであれば職種を問わず誰でもできることで，入院と同時のスクリーニング評価が可能となる．スクリーニングで問題点が抽出されれば，リハ処方（図Ⅱ-11-1 の❷）が出される．スクリーニングの導入により，自宅復帰支援を必要とするリハ対象患者において医師からの処方が出されない，もしくは処方が遅れることはなくなる．入院と同時に出されるリハ処方は早期リハ介入につながり，当院のような救急病院の課題である短い入院期間を有効に活用できる．

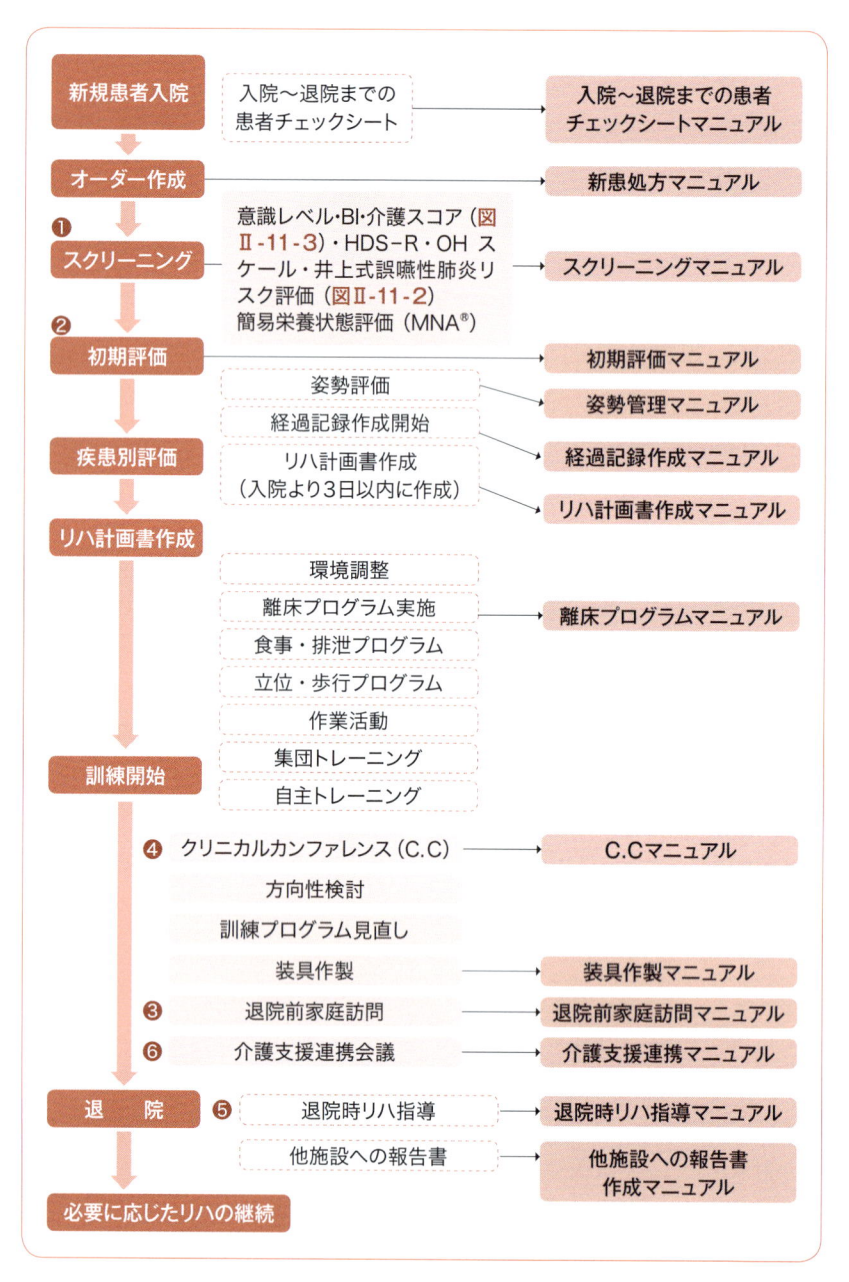

図Ⅱ-11-1　リハ訓練業務フローシート

（北島病院リハビリテーション部）

	氏　名：
	検査日：H　　年　　月　　日
	評価者：

	口　臭	口腔内乾燥	口腔内残渣		合計点
局所状態 Focus	口より15cmで悪臭がする（1 point）	乾燥しているもしくは唾液が泡立ち粘稠である（1 point）	口腔内に明らかに多量の残渣を確認する（1 point）		／3
	ADL	呼気力	BMI	会話明瞭度	
全身状態 General	食事時間を通し安定した座位を保つことができない（1 point）	口元から40cmではっきりと呼気を感じられない（1 point）	BMI＜19（1 point）	内容が分かっていないと理解困難（1 point）	／4
	食事中のムセ咳	改訂水飲み検査（MWST）	反復唾液嚥下検査（RSST）		
嚥下状態 Dysphasia	食事中に明らかな連続性のムセ咳を続けて起こす（1 point）	冷水3mLを口に入れた後，嚥下をすすめても，できないかムセが確認される（1 point）	2回以下／30秒間（1 point）		／3
総合得点					／10

＊総合得点に基づき誤嚥性肺炎発症のリスクを評価する
　総合得点 ≦ 2　　　　低リスク
　3 ≦ 総合得点 ≦ 6　中等度リスク
　　　　　　　　　　　（年1回程度　肺炎を起こす可能性がある）
　7 ≦ 総合得点　　　　高リスク
　　　　　　　　　　　（年複数回の肺炎，3か月以内の発熱の可能性）

身長：	体重：
呼吸疾患	
肺炎既往：	有　・　無

図Ⅱ-11-2　井上式誤嚥性肺炎リスク評価表

（井上登太：巻頭言および在宅医療における呼吸リハビリテーション・摂食嚥下リハビリテーション．
訪問リハビリテーション．2012：1（6）：380 より改変）

(2) 自宅復帰を前提としたリハ専門職種別初期評価から
リハアプローチを決定

　リハスタッフは，初期評価（**図Ⅱ-11-1の❷**）を患者介入時に実施し，結果の分析に基づきリハアプローチの決定・実行を行う．ここで重要なことは，自宅復帰の阻害因子を明確にする評価を早期に実施しておくことである．入院に至った要因としてあげられる「医療的な問題を十分に管理できず病状が悪化し

評価日		評価者			備考	同居（KP：　　　）	
名　前		年　齢		性別		独居	
1	介護者は			病弱 0		健康 1	
2	介護者の専念			不可能 0		可能 1	
3	介護を代われる者は			いない 0		いる 1	
4	公的年金以外の収入			なし 0		あり 1	
5	患者の病室			なし 0		あり 1	
6	住宅			借家 0		自宅 1	
7	食事			介助 0		自立 1	
8	排便			介助 0		自立 1	
9	着衣			介助 0		自立 1	
10	屋内移動			介助 0		自立 1	
11	入浴			介助 0		自立 1	
12	意思疎通障害			あり 0		なし	
13	異常行動			あり 0		なし	
14	医療処置			あり 0		なし	
15	介護者の介護意欲			不良 0	普通 2	良好 4	
16	患者の闘病意欲			不良 0	普通 1	良好 2	
	合　　計						0

評価基準
＊単身患者の場合は，介護者のポイントを 0 として評価を試みる．
＊(1)介護者に病気はなくとも高齢で介護が十分にできない場合は「病弱」とする．
＊(2)介護者の専念の可能性は，1 日の関心と昼間の時間の大部分を介護に割り得るかにある．
　　介護者に幼児の育児や賃金労働があれば，専念は不可とする．
＊(3)介護を代われる者は，介護者が何日間か代わってもらえる家族などの日中介護者がいるか否か．
　　　短時間のヘルパーや訪問看護は含まれない．
＊(4)公的年金以外の収入とは，本人家族の生活に必要十分な勤労収入や取り崩せる資産があるか否か．
　　　公的年金や生活保護だけの場合は「なし」とする．
＊(5)患者の病室は専門の病室が確保できるか否かの問題．
＊(12)意思疎通障害は失語や痴呆で介護に協力を得られない程度のものを「あり」とする．
＊(13)異常行動とは痴呆などに伴う行動異常でせん妄，幻覚，興奮，弄便など．
＊(14)医療処置とは，尿道カテーテル，気管切開孔処置，経管栄養などの処置で，一般に病
　　　院では医療従事者のする作業を示す．
＊(15・16)患者や家族の意欲は，医療者が主観的に評価して記載する．積極的に在宅介護に意欲
　　　　　の感じられる場合は良好とする．意識障害のため患者の意欲の不明な場合は不良とする．
＊各項目の点数を合計した評価スコアで在宅介護の可能性と困難度を予測する．
　　高いスコアほど在宅介護の可能性は高くなり，低いスコアほど困難度は高い．
　　スコア 10 点以下では在宅介護の困難な可能性が高く，11 点以上では在宅介護の可能性が高い．
＊在宅介護スコアは家族介護力を示す．家族介護力の低い場合は地域介護力を必要とする．

図Ⅱ-11-3　在宅介護スコア

（厚生科学研究費補助金 総合的プロジェクト研究分野 長寿科学総合研究事業「在宅ケアの評価及び
推進に関する研究」平成 9（1997）年度）

た場合」と「ADL が低下し在宅ではケアが難しくなった場合」の原因を明確にする評価の実施が求められる．「スクリーニング評価」および初期評価による「入院前の住環境を含めた生活情報」と「自宅での詳細な ADL 評価」が特に重要となる．入院時スクリーニングの JCS・OH スケール・MNA® ・井上式評価からは，医学的管理の必要程度を見極める．また，HDS−R・BI・在宅介護スコア評価からは，自宅復帰における患者・家族のもつリスク度を見極める．特に，在宅介護スコアのカットオフ値が 7 点以下の場合は破綻家族とされ，多くの社会資源の導入がないと患者の自宅復帰は困難といわれている．これら 7 項目の評価の導入により，早期から集中的かつ総合的な支援の必要性のある患者の選択が可能となる．せっかくのスクリーニング結果も情報共有できなければ，リスクの回避や自宅支援につながる十分な効果を発揮できない．これらの情報を記入した患者別のプレートを作成し，リハ室内の患者一覧ボードに添付され，これらの情報は退院まで有効的に活用される．この患者プレートには，リアルタイムに変化する最新の医療情報や栄養サポートチーム（NST）・退院前家庭訪問・介護保険情報なども同時に記載され，情報の集約と見える化にも貢献している．

　ところで，自宅復帰を目指すとき，家族が最も心配することは，患者が 1 人で危険なく自宅で過ごせるかである．吸引，インスリン注射，胃瘻による経管栄養の処置，ストーマのパウチ交換などは，医療行為自体の難しさだけでなく，家族か訪問看護師でなければできず，家族が拘束されることが心身の負担となる．自宅で種々の医療処置が必要になると，患者・家族ともに自宅に帰ることに不安を抱き，患者の「帰りたい」，家族の「帰ってきてほしい」という本心とは裏腹に，自宅退院を拒否することがある．このような医療的行為を，患者・家族や在宅支援者でも可能な方法に転換する工夫と指導が病棟看護師の役割となるが，方法選択においては，在宅環境状況が大きな影響を及ぼす．一方，見守りや介護を必要とする認知症による徘徊や ADL の中でも排泄行為など，24 時間にわたり昼夜を問わず発生し得るケアの問題も大きな阻害因子となる．これらは簡単に予測がつかないために，発生時に家族以外の支援をタイムリーに導入することができず，実際には家族が拘束され，介助量の多少にかかわらず在宅ケアが一挙に困難になるからである．排泄の問題解決には，詳細な排泄評価に基づき自宅の住環境を考慮した 24 時間にわたる具体的なアプローチの決定が求められる．医療的ケア・生活面のケアともに，在宅環境に配慮した支援方法の決定が必要なことか

らも，医療・ケア双方の行為自体を容易にする環境調整は有効な手法の1つである．入院中に自宅を訪問する「退院前家庭訪問」（**図Ⅱ-11-1の❸**）は，リハスタッフが行う住環境調整の代表的な手法であり，訪問により得た住宅環境評価はより良い支援方法決定において病院スタッフに役立つ情報となる．また，訪問の際には，退院後にかかわる在宅スタッフ（ケアマネ・住宅改修業者・介護職など）の同行を依頼しておく．ケアマネが同行することで退院後の生活上の問題を共有し，自宅復帰後の生活もともにイメージでき，円滑な自宅復帰につながるからである．訪問施行後は，病棟看護師が行う在宅での医療的行為の実用化に向けた取り組みとADLを含めた活動性の向上を目的に住宅改修や福祉用具の導入などの住環境整備を行う．必要に応じてADLの介助方法の指導を患者・家族や介護職に行い，加えて，その後のケア上のリスクや可能性についてのアドバイスをケアマネに行う．

　リハ訓練においては，自宅生活において不足した運動機能の向上に向けた訓練を追加し，現在の心身の機能に応じた自宅でのADL方法の練習と住環境に応じたADLを病棟生活にも導入する．具体的なリハアプローチは病院スタッフ間で共有されてこそ，より良い効果が得られる．医療情報のみならず在宅療養に向けた情報共有の場として重要な役割を果たす，病院の全職種が参加するカンファレンスの開催が重要となる（**図Ⅱ-11-1の❹**）．

　病院では見えない家族関係や，患者・家族の真意が見え，在宅生活の目標としてどのようなあり方が最適かを退院前家庭訪問により再確認できる．早い段階で適切な修正につながることからも，自宅復帰を目指す全患者に実施することが理想といえる．

（3）在宅療養継続のカギとなる「退院時リハ指導」の捉え方

　「退院時リハ指導」（**図Ⅱ-11-1の❺**）は，「退院時にリハ専門職により行う指導」だと認識されていることが多いかもしれないが，退院時に行うものという解釈は誤りといえる．リハスタッフが担当したと同時に，常に「退院を意識した指導や，情報を提供するかかわり」による行為のすべてを「退院時リハ指導」と捉える．具体的には，患者・家族や支援者への身体機能維持・向上訓練およびADL維持のための指導や，退院後にかかわる各機関への生活目標に基づいた医療管理および生活支援方法などの報告書の送付などである．環境整備をすべき

箇所や在宅生活場面で行う ADL の情報や指導方法は，このような「リハ指導」の実施により，患者・家族や在宅支援者（ケアマネや介護職）が実際に使える意味をなす情報や指導となり，在宅療養継続の定着化につながる．

(4) 退院前「介護支援連携会議」の開催の意義

支援体制を患者・家族や在宅支援者と構築していく過程で，自宅生活への移行に不安を残す場合が多々ある．「介護支援連携会議」（図Ⅱ-11-1の❻）は，病院スタッフが主催し在宅支援者とともに患者・家族を囲み，円滑な自宅復帰に向けた効果的な方法を見出し，関係者が情報を共有する話し合いの場である．

具体的には，「いかに医療的処置や管理を在宅で可能な方法に転換するか」「いかに介護職の支援でそれらを可能にするか」「いかに家族の身体介護負担を軽減するか」「いかに患者・家族の不安を解消できるか」などが話し合いのポイントになる．医療的な行為を伴う退院や新しい生活設定を取り入れたが，本人のADL 能力が低い，あるいは家族の介護力が弱いなどすべてに問題を抱える場合は，特に退院直後から種々の問題が発生しやすくなる．さまざまな職種の参加により自宅で実行できる方法を多様な視点から検討し実行する担当者も決定できれば，この時期を首尾よく乗り切れる．退院時に新たに設定する医療的行為やADL などの定着においては，退院と同時に訪問看護や短期集中訪問リハの導入，重度障害を残した患者では，継続的な訪問リハの開始や通所リハの利用などが在宅生活継続における有効な手段となる．

話し合いにより詳細な支援方法が決定されても，退院後の支援が確実に実行されるとは限らない．退院直後の生活状況のモニタリングを誰が行うのかまで会議の中で決めておくことは必須である．担当ケアマネが決まっていれば，その役割を担う適任者といえ，退院後の医療とケア状況について病院スタッフへのフィードバックを依頼しておけば，問題が複雑化する前に適切な対処が可能となり早期の解決につながる．

また，「介護支援連携会議」に患者・家族が参加できれば，生活の支援を受けても生活のあり方を自己決定する機会を得ることができる．自宅復帰のための支援プランのマネジメントへの参加は，患者・家族のエンパワーメントの育成に貢献できる．

E 自宅復帰支援を通した地域包括ケアシステムづくりへの貢献

　前述してきたように，入院直後から在宅の必要な情報収集を開始し，退院が近づけばケアマネなどの在宅支援者が参加する「介護支援連携会議」の開催，あるいは訪問リハなどの介護サービスが退院後に導入されればケアマネよりサービス担当者会議への参加依頼がある．このような退院支援を通した病院スタッフと在宅支援者のリアルタイムな情報共有の中で，在宅生活継続に必要な地域の社会資源の現状が見えてくる．円滑な自宅復帰から継続的な在宅生活を可能にする支援を通して，「どのような職種（かかりつけ医・相談援助職・訪問看護師・介護職・訪問リハスタッフ）と施設（医療系・福祉系）があるのか」「地域住民が交流できる・支え合う場があるか」「これら社会資源は地域にどれぐらい必要なのか」「関係機関とどのようなチーム（連携）を構築するべきか」などを考える機会となる．積極的な自宅復帰支援の取り組みは地域づくりにつながり，超高齢社会を乗り切るために国が推し進めている「地域包括ケアシステムづくり」の一助を担っているといえる．医療と在宅の両方の場で活動する機会の多いわれわれリハスタッフは，地域包括ケアシステムづくりを推し進めることを意識したかかわり方を心がけている．

〔田中久美子〕

退院調整の実際
— effective discharge management —

1 > 退院時カンファレンス

はじめに

　長崎県には，長崎在宅 Dr.ネットという在宅医療を積極的に行う医師の相互支援システムがあり，また，あじさいネットと呼ばれる地域の医師と病院との情報共有システムが非常に進んだ地域である．このような環境下で，筆者らは，長崎大学病院において，緩和医療を受けるがん患者の在宅医療への移行支援を積極的に行ってきた．その中で，特に，地域で在宅医療を行う医師たちと良好な連携を行うための退院時カンファレンスを工夫を凝らしながら行ってきており，年間 142 件（平成 26 年度）と大学病院の中でも 2 番目に多い数を誇っている．本項では長崎大学病院の緩和ケア在宅医療連携について紹介する．

A｜長崎大学病院緩和ケアチーム

　長崎大学病院（以下，当院）は，32 の診療科，33 の中央診療施設を有する総合病院で，都道府県がん診療連携拠点病院の指定を受けている．病床数 862 床で，1 日平均入院患者数 766 人，1 日平均外来患者数は 1,627 人である．2015 年現在の平均在院日数は 14.8 日である．入院患者におけるがん患者の比率は約 30 ％で，緩和ケア病棟はない．当院緩和ケアチームは 2003 年より活動を開始し，活動当初より地域連携を活動目標の 1 つにあげ，地域と顔の見える連携を行ってきた．緩和ケアチーム紹介患者数も当初年間 50 人程度であったが，ここ数年は 300 人程度まで増加してきている（**図Ⅲ-1-1**）．

B｜病院スタッフと地域の医療従事者との連携

　当院は緩和ケア病棟を有していないため地域連携，病院スタッフと地域の医療従事者との顔の見える連携は，必要不可欠と考えている．当院の顔の見える連携は，①緩和ケアカンファレンス（入院中），②退院時カンファレンス，③退院後の

地域連携協力カンファレンスで行っている．以下にそれぞれについて概説する．

(1) 緩和ケアカンファレンス(入院中)（図Ⅲ-1-2）

週1回開催される緩和ケアカンファレンスでは，院外から在宅医，訪問看護

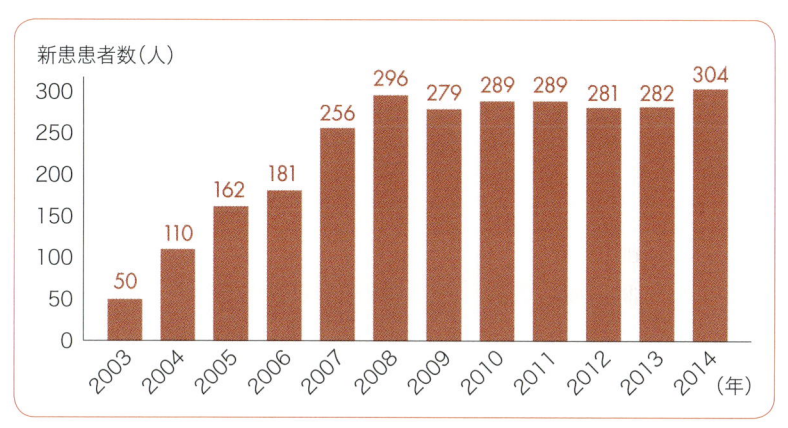

新患患者数(人)

年	患者数
2003	50
2004	110
2005	162
2006	181
2007	256
2008	296
2009	279
2010	289
2011	289
2012	281
2013	282
2014	304

図Ⅲ-1-1　緩和ケアチーム紹介患者数

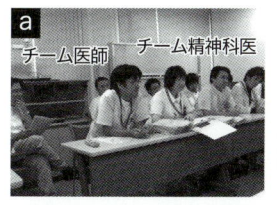
a　チーム医師　チーム精神科医

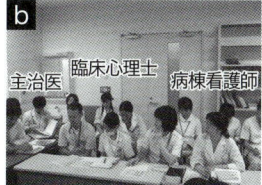
b　主治医　臨床心理士　病棟看護師

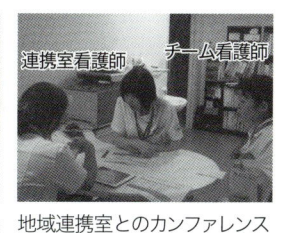
連携室看護師　チーム看護師

地域連携室とのカンファレンス

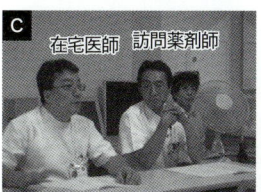
c　在宅医師　訪問薬剤師

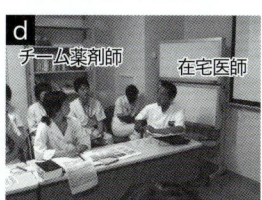
d　チーム薬剤師　在宅医師

a〜d：在宅の視点を共有（新規開業の医師，地域の医師などが参加）

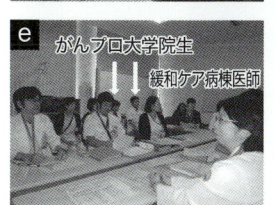
e　がんプロ大学院生　緩和ケア病棟医師

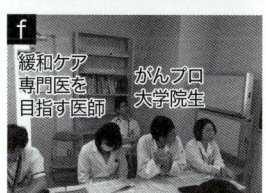
f　緩和ケア専門医を目指す医師　がんプロ大学院生

e, f：教育の一環として在宅の視点を学ぶ［主治医，がんプロ大学院生（実習），緩和ケアを目指す消化器内科医，地域拠点病院の緩和ケアチームの医師，病棟看護師などが参加］

図Ⅲ-1-2　緩和ケアカンファレンスの風景

師，医療ソーシャルワーカーなどの多職種にも参加いただき，入院中から在宅の視点を取り入れた病院緩和ケアを行うよう工夫している．参加いただいた在宅医の先生がかかりつけ医だった場合は，実際に病棟まで足を運んでいただき，在宅に向けてのお話しをしてもらったりすることもある．

(2) 退院時カンファレンス（図Ⅲ-1-3）

❶日程調整の工夫

　患者の予定と家族の都合をまず確認した上で，①主治医へ不可能な日を確認，②在宅医の診療時間後に合わせて 19 〜 20 時くらいの開始時間にする．③医師側に合わせ，訪問看護師，ケアマネジャー，訪問薬剤師，病棟スタッフと日程調整を行う．

　当院では，これに加えてスタッフの勤務形態に遅出のパターンを設け，夜のカンファレンスに参加しやすくするといった工夫も行っている．

　これらの調整をきめ細かく行わないと，顔の見える連携はなかなか進まないのではないかと思われる．当院では地域連携センターにおいてきめ細かい日程調整が行われている．

❷何を話し合うのか？

　まず主治医より病状，今後予測される事態と対応，退院後の注意事項，今後の検査，治療予定，予後，患者・家族へのインフォームドコンセント（informed

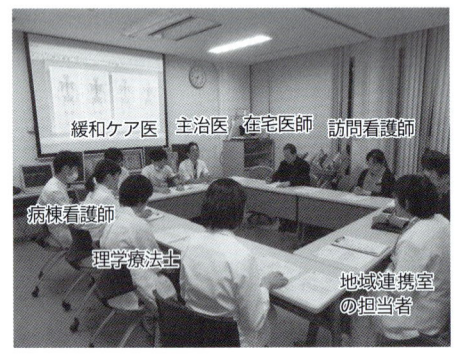

図Ⅲ-1-3　退院時カンファレンス
在宅スタッフの時間に合わせ調整．

consent：IC）内容と受け止め方，禁忌やアレルギー情報などの情報提供が行われる．つぎに病棟看護師から看護上の問題，注意が必要な点，ADL，服薬状況（服薬管理方法など），栄養状態，嚥下状態，家族背景（キーパーソン），支援体制，患者・家族の思いなどが情報提供される．そして緩和ケアチームより症状緩和に用いている薬剤や，トータルペインの視点から気持ちの問題などにかかわってきたことについて情報提供がある．また病院薬剤師，リハビリテーション部からもそれぞれの視点から情報提供がある．

　その後，在宅側からの確認事項，訪問看護師，ケアマネジャーからの確認事項，福祉用具のレンタル（ベッド・マットレス，歩行器），ヘルパーサービス，住環境（トイレ・浴槽・手すりなど）の確認などが行われる．

　検討事項として，以下が話し合われる．

・急変時の対応，入院受け入れについて（バックアップベッドをどうするかなど）
・外来フォローの予定，受診方法
・在宅医・訪問看護師の訪問頻度
・退院時処方について
・管理料算定の確認（当院か在宅医か），必要物品について

また患者・家族から以下の点が確認事項として取り上げられることが多い．

・退院後の生活での不安，確認したいこと
・退院日や移送手段（介護タクシーなどの手配）
・在宅医や訪問看護の費用や交通費など

　前述の事項や検討内容を踏まえ，患者の希望に合わせて在宅でのケアの組み立てを依頼している．その結果，在宅関係者と顔合わせを行うので患者・家族の安心につながり，それが病院側の安心にもつながっている．また，急変時の対応やバックアップベッドをどこにするのかをきちんと決めるので，医療関係者ならびに患者・家族の不安も軽減されると思われる．

（3）退院後の地域連携協力カンファレンス（図Ⅲ-1-4）

　退院後や緩和ケア病棟へ転院になった方々について在宅医，緩和ケア病棟医などとカンファレンスを行っている．在宅でどう過ごしているか，症状緩和に

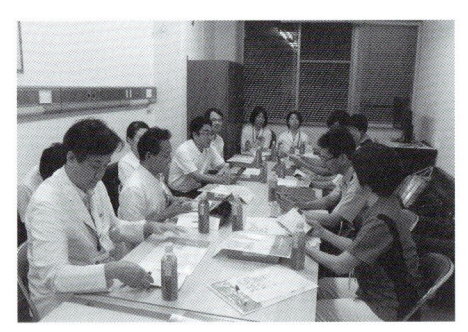

図Ⅲ-1-4　緩和ケアセンター地域連携協力カンファレンス
- 参加者：在宅医（数名），地域の病院医師，ホスピス，緩和ケア病棟医師，チームメンバー．
- 開催内容：勉強会，大学病院から連携した症例についての検討（主治医，病棟スタッフへのフィードバック），問題点などについての話し合い，緊急緩和ケア病床について．

ついて困っていることはないか，看取りになった方はどのように過ごされたかなどについて情報提供をいただき，顔の見える連携を行っている．

C 在宅医療スタッフに配慮したカンファレンス開催

　当院緩和ケアセンターでは入院中，退院時，退院後のカンファレンスを行うことで在宅スタッフと顔の見える連携を構築し，患者・家族に安心を提供できるよう活動している．継続することを目標にして参加するスタッフの負担にならないよう，時間などを考慮しながら行っている．

〔北條美能留〕

2 退院前訪問指導
─ 看護師の立場から

　国立長寿医療研究センター（以下，当センター）の在宅医療支援病棟では，患者・家族が安心して在宅での介護ができるよう，退院前訪問を行っている．担当看護師は自宅への退院が決定しだい，家族と訪問日を調整し，退院調整看護師とともに自宅訪問を行っている．自宅の療養環境を実際に見ることによって，生活上支障となる住宅環境問題を明確化し，安全な介護方法や介護負担の軽減について，家族への指導を行うことを目的としている．

　訪問の結果，自宅で福祉用具が必要となれば事前に手配が必要である．また自宅を改修するとなれば，完成までに時間がかかり，入院期間の延長につながってしまう．そのため退院前訪問は，入院後の早い段階で計画していく必要がある．退院前訪問の導入までの流れについては「患者・家族指導フローチャート」を活用している（図Ⅲ-2-1）．

　担当看護師は退院前訪問を行うにあたって，事前にケアマネジャー，訪問看護師，福祉用具の業者に連絡を取り，訪問日に同席してもらうように調整を図っている．他職種に同席してもらい連携を図る上で，現在の患者のADLや病態を把握している看護師からの情報提供は必要不可欠である．

　実際の訪問の場面で担当看護師は，環境を考慮した上で現在の患者のADLから，介護用品，福祉用具が必要かどうか判断をする．居室からトイレや浴室に向かう際，通路の往復に手すりを付ける必要があるか，車いすが通れる幅があるか，トイレで車いすは使用できるかなども確認が必要である．また，デイサービスや散歩などで自宅の居室から屋外へ出たいという要望があった場合は，廊下の幅や段差など，玄関から道路に至るまで実際に出ることが可能かを考える．

　退院前訪問を行った結果から，入院中の患者・家族に対して指導が行われる．その後，地域の医療チームと退院時カンファレンスを行い，家族へ指導をする過程でわかった，家族には行えないケアを訪問看護師に依頼していく．

　当センターでは在宅医療支援外来が設けられており，入院中のケアが地域の

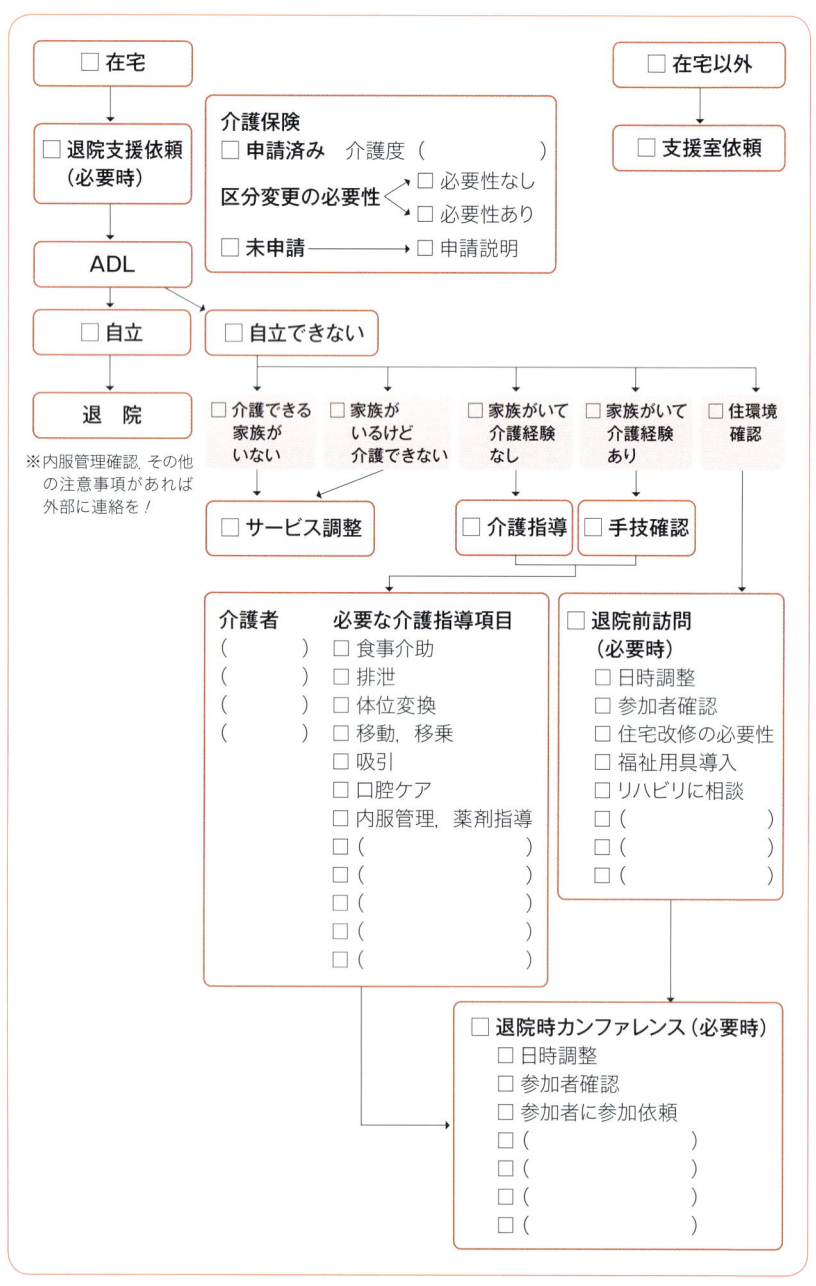

図Ⅲ-2-1　患者・家族指導フローチャート

（国立長寿医療研究センター看護部）

医療チームにシームレスに引き継がれていくように退院後訪問を行っている（次項目の「退院患者の継続支援」を参照）.

　以下は実際に用いている病棟の業務マニュアルからの抜粋である.

＜目　標＞
1. 自宅の療養環境を把握できる.
2. 生活する上で支障となる住宅環境問題を明らかにできる.
3. 安全な介護方法や介護負担の軽減について検討し，指導につなげる.

＜対象患者＞
1. これまでに訪問を行ったことがない患者（転棟患者を含む）.
2. 入院前と ADL や医療処置に変化のあった患者.
3. 住宅環境に変化のあった患者.

＜退院前訪問活動の実際＞
1. 入院，転棟したらできるだけ早い時期に退院前訪問を計画する.
2. 患者・家族へ退院前訪問の必要性を説明する.
3. 患者・家族から退院前訪問の同意の取得後に準備を始める.
4. 地域連携室へ患者・家族，訪問看護，ケアマネジャー，福祉用具の業者との退院前訪問の日程調整を依頼する（看護師が調整する場合もある）.
5. 患者本人が退院前訪問の同行を希望された場合，主治医へ外出の許可を確認する.
6. 退院前訪問での自宅の滞在時間は30分を予定する．患者の自宅住所までの所要時間を考え，出発時間，帰院時間を設定する.
7. 退院前訪問に持参するものを準備する.
　①患者ファイル，②患者宅周辺地図（①，②は個人情報のため取り扱いに注意），③筆記用具，④メジャー，⑤自分の携帯（運転手，緊急時に連絡を取り合うため），⑥デジタルカメラ
8. 患者・家族の了解を得て，自宅環境の写真を撮影する.
9. 患者が過ごす・活動する居住環境の間取りを確認する（表Ⅲ-2-1）.
10. 退院前訪問用紙の作成.

表Ⅲ-2-1　居住環境の間取りを確認

居　　室	ベッド，医療機器の配置，訪問入浴を行えるスペースがあるか
トイレ，浴室，廊下	トイレは介護するのに十分なスペースはあるか，トイレまでの通路の幅は十分なスペースがあるか，浴室は介助する十分なスペースがあるか，浴槽に入れるか
ベッドまでの搬送ルート	搬入口までのルートはベッド・車いすが入るか，階段は支障ないか，玄関から搬送できない場合どこから搬送できるか
利用する福祉用具・住宅改修の必要性	スロープは必要ないか，リフトは必要ないか，車いすを使用する十分なスペースがあるか，段差はないか

（南 3 病棟 在宅医療支援病棟マニュアル）

　間取り図（写真を貼り付ける），問題点，退院までの改善点を記入する．
11. 退院前訪問用紙に基づいて，計画変更・追加を行い，入院中の指導に活かす．

　退院前訪問を行うことは，看護師の教育としても意味がある．実際に生活している場を見ることで，入院中の患者像だけでは知ることのできない，患者がこれまで生活してきた背景や生き方の一部を知ることができる．患者・家族とともに病気や老化と付き合いながら，その後の人生をどう生きていくのか考える支援ができればと考えている．

〔冨田雄一郎〕

3 退院患者の継続支援 — 退院後訪問活動の実際

はじめに

　この項目では，国立長寿医療研究センター（以下，当センター）が，在宅患者に対して退院後の訪問活動で実践しているトランジショナル・ケア・チーム（transitional care team：TCT）の実際を述べていく．

A 背 景

　当センターでは，2009年から「在宅医療支援病棟」を開設し，在宅医療の推進を支援するためのモデル事業として運用を開始した．最期まで住み慣れた地域で暮らせるように，在宅医がぎりぎりまで対応し，病状悪化や家族介護に問題が生じるなど，在宅療養の継続が不可能になった場合，在宅医（登録医制）の判断で入院が可能となる病棟である．

　地域診療チームと顔の見える関係を築くことにより，自宅での医療・介護が継続でき，在宅療養が維持されてきた．

　医療を取り巻く社会状況は刻々と変化している．高齢化率は今後もさらに高まり，医療制度と療養の場が変化していく今日の社会において，在宅療養を支える受け皿はまだまだ十分とはいえない現状である．

　入院期間が短縮化し，短期間の在宅指導・在宅調整で，医療処置の多い患者が不安を抱えながら在宅へ移行しなければならないケースも増える．そんな中，後方支援病院の医療チームとしても何かできることはないかと検討を始めたのが，米国で効果を上げている TCT の導入であった．

　TCT は，病院から在宅への移行マネジメントを行う退院後訪問チームとして編成された．目的は，退院直後の在宅療養高齢者が不安なく在宅療養を開始でき，スムースに地域診療チームにつなげることである．

　当センターでは，在宅連携調整は退院支援看護師が中心となって行い，在宅医療を実施している地域の診療所や訪問看護師・介護関係者との合同カンファ

レンスで問題点を共有し，在宅ケアプランを検討してきた．

　しかし，高齢者専門医療センターとして，認知症ケア，摂食嚥下障害，フレイル予防など，高齢者専門的知識の技術を提供し，より高度なレベルで地域診療チームと連携し，切れ目のない医療の提供を図る必要性が出てきた．

　そこで，2016年2月より，医師・看護師および専門職をメンバーとしたTCTを編成し，活動を開始した．TCTは，医療処置の多い患者への在宅支援，在宅医の悪性疾患への対応拡大，在宅看取りのさらなる推進などを目的とした．

B ｜ トランジショナル（移行期）・ケアのケアプログラム

（1）トランジショナル・ケアの機能と役割

❶トランジショナル・ケアは訪問医療プログラムに基づいて行われ，患者の目標，希望，臨床の状態について最新の情報を把握し，退院後の患者・家族教育，移行期のコーディネートを行う．

❷患者の病状に応じて，コアチームの医師・看護師に加え，専門職種がチーム員となり，退院後3か月を限度に訪問を行い，かかりつけ医へシームレスにバトンタッチをする（退院直後や1週間後訪問を行い，必要に応じて訪問調整をする）．

❸在宅医療開始直後の不安定な時期にTCTが連携を図り，地域診療チームとともに在宅訪問を行い，在宅療養生活が継続できるように支援する．

（2）対象者

　対象者は，退院直後の病状が不安定な患者，新規で在宅医療を導入する患者や再入院のリスクが高い患者である．また，医療依存度が高いため退院後のサポートを要する患者も対象とした．

（3）TCTのメンバー構成

　在宅医療支援病棟の看護師1〜2人，医師2人のコアメンバーで対応する．ケースに応じて多職種（薬剤師，管理栄養士，リハスタッフ，臨床工学技士ら）と連携を図り，それらの職種とともに訪問する．

（4）トランジショナルケア・ケア・プログラムの手順

以下，次のような手順で行う（図Ⅲ-3-1）.

❶地域連携室の退院調整看護師や病棟看護師からチームが依頼を受ける.

在宅医療支援外来の看護師に，退院後訪問が必要と判断された患者の情報が地域連携室の退院調整看護師や病棟看護師から入る.

❷TCT 看護師は患者の現病歴，入院に至った経緯および治療方針や医師の説明に対する受け止め方や病気の理解についての情報収集を行う. チームでミーティングを行い，方針を決定する.

患者の継続する医療処置・退院後の課題をアセスメントし，ニーズを把握する. 介入の目的やゴールをチームで共有し，方向づけをする.

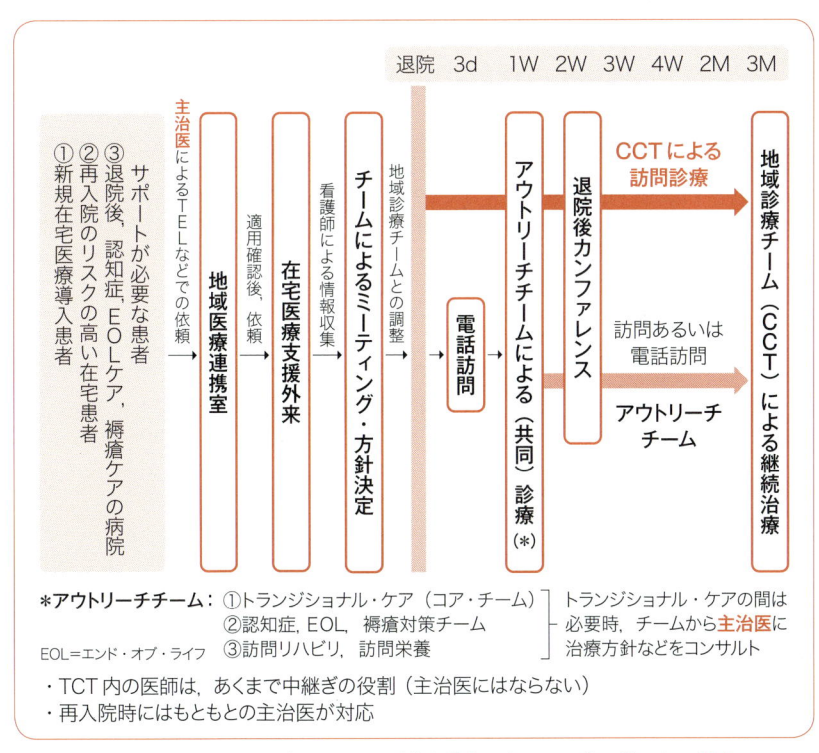

図Ⅲ-3-1　トランジショナル（移行期）・ケア・プログラムの流れ

（国立長寿医療研究センター）

❸主治医や患者・家族へ訪問の説明

病棟看護師からの情報提供の場合は，主治医から疾病管理についての話を聞き，患者・家族が不安にならないように介入する．

患者・家族には，TCT が患者の病棟を訪問し，介入の目的と退院後の在宅療養生活に対して支援することの説明を行う．この場面では，慎重にかかわることで信頼関係を築いていくことを心がける．

❹地域診療チーム（CCT）とのかかわり

入院中より訪問看護師やケアマネジャーと患者の現病歴，入院に至った経過および治療方針，医師の説明に対する受け止め方，病気の理解について情報交換を行う．

また，継続する医療処置，看護・介護の問題，退院後の課題についても情報交換を行う．退院後は在宅医や訪問看護師・ケアマネジャーと同行訪問を行い，在宅療養に移行するための支援を行う．

C｜TCT 介入患者の状態把握・アセスメントのポイント

患者の身体状況や医療管理の必要性・生活状況および介護の状況をアセスメントし，介入の目的を設定する．

アセスメントの着目ポイントは，以下（1）～（5）の視点で行う（図Ⅲ-3-2 を参照）．

（1）意思決定支援

社会資源・家族が実施する介護の状況，また，病気や生活についての不安について患者・家族の思いを聞き，それを尊重した在宅支援を行う．

（2）医療・処置などの管理

①褥瘡，②注射，③持続点滴，④経管栄養，⑤中心静脈栄養（intravenous hyperalimentation：IVH），⑥吸引，⑦在宅酸素療法（home oxygen therapy：HOT），⑧気管カニューレ，⑨人工呼吸器，⑩膀胱留置カテーテル，⑪腎瘻・尿管皮膚瘻，⑫ストーマ，⑬自己導尿，⑭持続携行式自己腹膜透析（continuous ambulatory peritoneal dialysis：CAPD），⑮疼痛管理，⑯ターミナルケア，⑰服薬管理，などに必要な医療・処置などの管理について把握する．あわせて認知機能の評価もする．

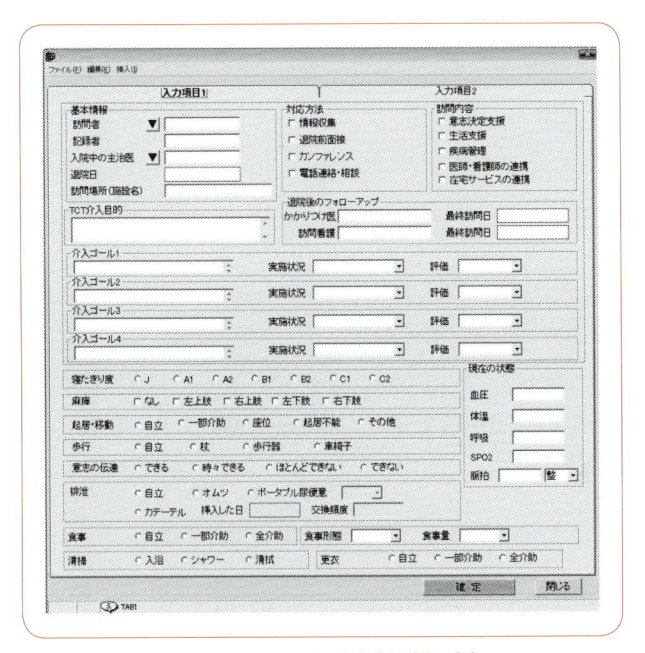

図Ⅲ-3-2　TCT 活動記録の例

訪問後，TCT 活動記録に前頁の項目 **C** の（1）〜（4）を入力して，電子カルテ上で情報の共有を図る．

（3）患者の日常生活自立度

利用者の身体状態の把握．

①寝たきり度，②麻痺，③起居・移動動作，④歩行，⑤意思の伝達

（4）家族の介護状況

生活支援の必要性や介護指導内容の把握と介護到達度の確認．

①排泄，②食事，③清潔，④更衣などのセルフケア

（5）地域診療チームとの連携

依頼を受けた病棟の退院時カンファレンスに参加し，上記（1）〜（4）の情報を提供して共有を図る（図Ⅲ-3-2）．TCT 訪問時に，ケアマネジャーや訪問看護師の同行を依頼する．

D 具体的な看護アプローチ

(1) TCT活動報告

　2016年3〜11月までの期間に35人の患者を訪問した．基礎疾患は，認知症16人，神経難病8人，がん4人，脳血管疾患4人，ほか3人であった．

　活動の内訳は，家族介護指導21人，人工呼吸器・在宅酸素療法などの医療・処置等管理21人，在宅医・看護師連携支援（在宅医療導入支援）7人，在宅療養継続に関する意思決定支援2人であった．診療報酬については，退院後訪問指導料（同行加算を含む），在宅患者訪問診療料，往診料を算定した．

　2016年11月末日における転帰は，在宅療養継続20人，在宅死亡6人，在宅医療支援病棟再入院4人，急性期病院再入院1人，療養型病院入院1人，施設入所3人であった．

(2) 事例紹介

❶ 医療機器の管理・調整を中心としたかかわりから再入院を回避できたケース

　60歳代の男性，筋萎縮性側索硬化症（amyotrophic lateral sclerosis：ALS）のAさんに対して，看護師と臨床工学技士（訪問看護師同行）の訪問により人工呼吸器のトラブルを発見し，再入院を回避できた事例である．

　Aさんは，進行性の疾患で在宅生活をすることに不安を抱いていた．しかし，同時に，在宅生活を強く希望しており，またAさんの妻もAさんの自宅療養を望んでおり，退院することになった．

　退院の際，Aさんは，自宅での人工呼吸器の管理や，地域診療チームの対応の実際がうまくイメージできずにおり，病院を離れることに対して不安な気持ちを訴えていた．

　そこで，Aさんの不安を軽減するためにTCTが介入し，妻（介護者）の介護指導を行い，また地域診療チームと円滑な連携が図れるよう調整を行った．継続する医療処置は，①人工呼吸器・気管カニューレの管理，②喀痰吸引，③在宅酸素療法管理，④胃瘻管理，⑤導尿，であった．そこで，訪問看護師と一緒に介護指導を実施した．

　ある日，妻から「車いすに人工呼吸器を付けて外出できますか？外に出て，夫と散歩をしたいのですが」という要望が出た．そこで，臨床工学技士に相談

し，車いすに装着が簡単で，バッテリーのもちがよい最新型の人工呼吸器を使用することになった．新しい機種であったため，退院後1週間おきに定期的に地域診療チームと同行訪問した．その際に，人工呼吸器のカテーテルマウントの亀裂により，リーク状態や呼気弁の異常が生じていることを発見した．このことは医療機器管理の目的が果たせたケースである．

❷ケアマネジャーと病院看護師が連携し，在宅療養を継続できたケース

80歳代の女性で脳梗塞のBさんの家族に対して，在宅療養の継続について介護者の不安を軽減することで，意思決定支援ができた事例である．

Bさんは喘息性気管支炎・発熱にて入院していた．病状が落ち着いたため退院したが，自宅退院後の病状を観察するためTCTが介入した．

訪問時，Bさんの痰の量が多いため，ショートステイの利用が難しいと思われた．介護者（Bさんの子）は保育士の仕事と介護を両立しており，ショートステイの利用が困難になると「生きがいである仕事も続けられなくなる」と感じていた．そして「在宅で母を介護し続けることができるだろうか」と在宅療養の継続に不安を抱えていた．

訪問時のケアプランの内容は，金曜日から火曜日までショートステイを利用し，水曜日はデイサービス，木曜日は訪問看護のサービスを組み入れた内容であった．

身体症状や痰の量から，医療管理の必要性があると判断してケアマネジャーに連絡して情報を伝え，担当の在宅医と相談した．結果，後方支援病院に再入院となった．

入院中は家族と主治医および地域診療チームとカンファレンスを行うことで，介護者の「在宅で母を介護し続けることができるだろうか」と揺らいでいた気持ちに変化が現れた．

状況の変化に対応してケアプランを変更することで，患者の家族が介護しようという気持ちになり，在宅療養生活を継続できたケースである．

おわりに

在宅療養を始めたばかりの患者・家族は，入院中とは異なるさまざまな身体的・精神的・社会的な問題を抱えている．高齢で多疾患をもっている方，難病など医療依存度の高い患者，在宅療養を希望しているが介護不足の問題がある方

など問題を抱えるケースがあった.

　しかし，事例紹介で述べたように，多職種がかかわることで解決できる問題も多いことがわかった．今後，院内外の啓発活動を行い，週1回の活動を拡大させてTCTを発展させ，多職種で在宅医療・在宅介護が充実していく活動を継続したい.

　この活動は，病院による在宅医療へのかかわりを通して，地域包括ケアの充実につながるものと信じている.

—文献—

・小原淳子：特別記事：トランジショナル・ケア・チームによる退院直後患者への移行期支援— 病院からのアウトリーチ活動. 看護管理. 2018；28（3）：234-8.

〔小原淳子〕

IV 病院の行う 在宅療養支援とは

1 「在宅医療支援病棟」のあり方

はじめに

2013年8月に提出された社会保障制度改革国民会議報告書では，「病院完結型医療」から「地域完結型医療」への転換と「地域包括ケア」の充実が打ち出されている[1]．このように在宅医療の充実が叫ばれているが，国内の在宅医療は，従事する人材の不足などによりなかなか進んでいないのが現状である．特に，都市部以外の地域では，在宅医の高齢化などで，これまでと同じレベルでの在宅医療の供給は難しくなっている地域も増えてきている．さらには，慢性期医療についていえば，これからの在宅医療は，病院医療と比較しても引けをとらない質の高いサービスが求められている．

このような地域における在宅医療の量と質の両方を担保する上では，医療面での人材のキャパシティが大きい，病院のかかわりが不可欠となってくる．つまり，「地域完結型」とはいっても，病院の地域支援の役割はむしろこれまで以上に求められており，この「支援」活動の実際においては，在宅の医療・介護チームと病院医療チームとのシームレスな連携が必要となる．

一方，病院サイドから見ると，これまでの急性期医療を中心とした病院の医療体制では，疾患を治し，とにかく入院患者を早く退院させるのに精いっぱいで，退院後の患者や家族の療養生活を考えて，十分な精神的，技術的サポートを行うという体制がとれていないのが現状である．このため在宅医療サイドからは，「病院スタッフは，在宅のことを何も知らない」という厳しい評価すら受けている．これからは病院が"はっきりとした意図をもって"在宅療養を重視した診療・看護体制を組み，実践していかないと，在宅医療の将来の道は開かれないといえる．

A 在宅医療支援病棟とは

このような流れの中，国立長寿医療研究センター（以下，当センター）では，

厚生労働省の地域ケア体制の整備事業の一環で，2009年4月に在宅医療チームと病院スタッフのシームレスな連携を目指すモデル病棟（在宅医療支援病棟）を開設し，具体的な地域の在宅医療活性化に向けての活動を開始した．「私たちは，高齢者の尊厳を大切にし，最期まで安心して生活ができる在宅医療を推進します」を理念に掲げ，病棟の運営においては，近隣の訪問診療を行っている診療所の医師を「登録医」，登録医の訪問診療を受けている方の中で当センターに入院・通院歴のある人を「登録患者」とした登録制で，病棟運営を行っている（図Ⅳ-1-1）．登録患者であれば，どのような状態，疾患であれ，登録医の入院適用の判断に従い，入院を受け入れる．当病棟は登録患者の入院を要する際の受け皿の役割（継続支援），当院入院中の方で初めて（もしくは近日中に）訪問診療に移行する患者に対して在宅医療チームへの橋渡しや介護指導などを行う役

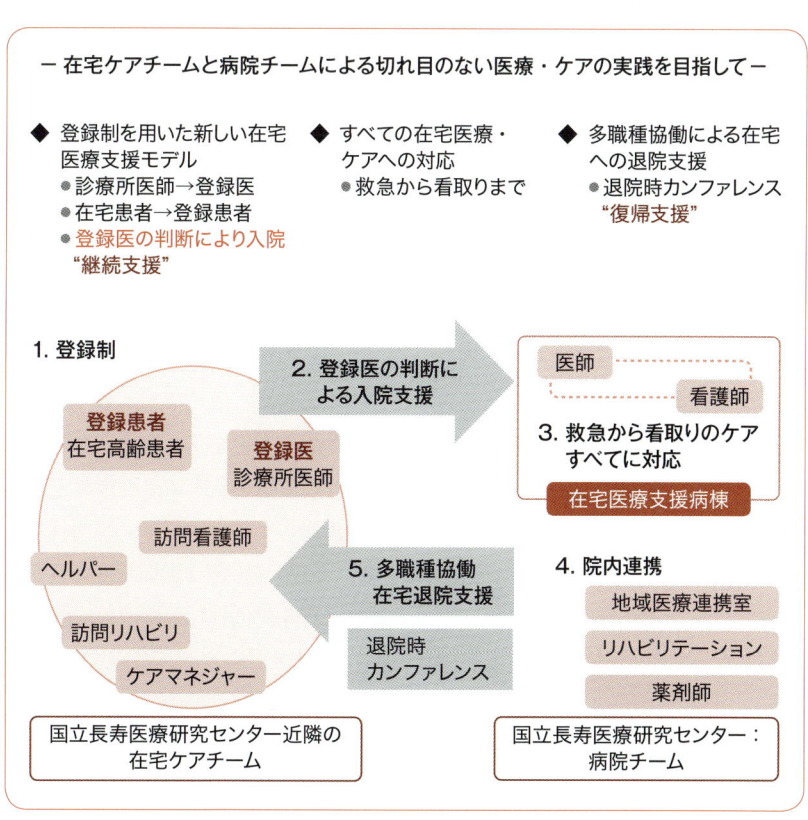

図Ⅳ-1-1　在宅医療支援病棟の運用（国立長寿医療研究センター）

割（復帰支援）を担っている．病棟のベッド数は個室8室（有料），2人床6室の計20床からなる．看護体制は16人，7対1看護で，診療体制は登録医と入院中の病院主治医の2人主治医体制だが，総合病院の中の病棟という利点から，臓器別の専門的治療は必要に応じ受けられる．また，救急から看取り，レスパイト入院など，入院対応が必要とされるすべての事態に対応するため，対象疾患・入院目的に制限は設けていない．入院後は退院時カンファレンスや，必要時に退院前の自宅訪問など，多職種協働による在宅への復帰支援を行っている．

　このような在宅医療を支える1つのモデル病棟をつくり，運営を開始したが，病棟開設後4年経過した時点での実績・活動のまとめから，今後の病院による在宅医療支援のあり方を検討した．

B 在宅医療支援病棟の体制

　この病棟の運営の最大の特徴は完全プライマリー，サブプライマリー制の看護で，再入院しても担当看護師は原則，変わらない体制をとっている．プライマリーナースは入院中（場合によっては入院前）に自宅へ訪問し，入院中の早い段階から退院後の療養を想定した看護を提供する．入院中，家族へは，経管栄養や痰の吸引などの技術指導のみではなく，自宅で療養することや看取りについての精神的な支援を行う．プライマリーナースによる入院中の自宅訪問では，病院での患者の様子では計り知れない，たくさんの情報が得られる．ベッドやトイレの位置や階段，上がり框（がまち）の高さなどのチェックだけでなく，その患者が大事にしている写真，好きな花・動物など，生活や人生を支える貴重な情報を得ることができる．このように病棟では，患者の生活を見ずに退院指導をしないように努めている．訪問時にはできるだけ担当のケアマネジャーが同行し，医療と介護の情報共有を図るようにしている．また，退院後1週間程度を目安に患者宅へ電話連絡を行い，また，担当看護師は自ら提供した入院中の看護の見直しも行っている．

C 在宅医療支援病棟における アドバンス・ケア・プランニング

　この病棟は患者，家族の思いを叶えるという，アドバンス・ケア・プランニ

ング（advance care planning：ACP）を実践する意味でも重要な役割をもっている．一般の病棟では，がん患者に関しては病院側の主治医が決まっていることが多く，入院となっても病院主治医，入院する病棟はある程度固定される傾向はあるが，非がん患者の場合は，通常では，病態によって毎回，病院担当医，入院病棟などが変わる傾向がある．その場合，人生の最終段階における希望などの情報が，入院するたびに毎回確認される，ということもあり得る．この病棟では，非がん患者の場合，担当医は病態によって変更になる可能性はあるが，入院病棟は変わらず，担当看護師も変わりない．このため，患者・家族の希望に沿った医療提供の継続性が担保され，一度話し合われた内容は在宅側にも病院側にもしっかりと申し送られるために，虚弱が徐々に進行し人生の最終段階を見越した準備を病院側，在宅側双方で協働して行うことができる．このようなアドバンス・ケア・プランニングの活動を続けることで，いずれ，地域における看取りの文化を醸成することにつながると思われる．

D 病棟開棟後の経過状況（開棟後4年までの実績）

　病棟開設後2009～2012年度の4年間に，地域の在宅医（診療所）と病院の連携が開設時の登録医12人から82人に広がり，登録患者も開棟時72人から190人前後と増加した．この病棟への入院患者は延べ1,008人（22～104歳；平均78.0歳 ± 12.2歳，男：女＝57：43）であり，平均入院日数は20.5日であった．また，入院形態は時間外・休日の救急入院16.8 %，時間内救急32.3 %，復帰支援（他病棟からの転棟）11.2 %，予約入院37.7 %と，救急入院はほぼ半数であった．また再入院率は高く，2回以上入院している人は51.8 %と半数を超えていた（表IV-1-1）．入院患者の基礎疾患としては神経・筋疾患（24.7 %）が最も多く，悪性腫瘍（24.5 %），脳血管疾患（17.7 %），認知症（10.7 %），呼吸器疾患（8.7 %）が続いた．また，死亡退院患者を除く在宅復帰率は約92.2 %で，自宅への復帰がスムースに行われていた．4年間の病棟利用患者の退院後の在宅死亡率は平均33.3 %であった．この入院患者の在宅死亡率は愛知県平均（約12 %）の約3倍高い割合であった．この病棟は在宅死亡率の上昇をその目的としているわけではないが，シームレスな病診連携が，結果として在宅死亡率を上昇させる可能性があることが示された．

表Ⅳ-1-1　在宅医療支援病棟入院時の概要

入院数：開棟から 4 年間の延べ入院患者 1,008 人	
年齢（歳）	78.0 歳（± 12.2）
性別（男性：女性）	57 ％：43 ％
平均在院日数（日）	20.5 日（± 17.60）
入院形態（時間外・休日：時間内救急：復帰：予約）	16.8 ％：32.3 ％：11.2 ％：37.7 ％
再入院率	51.8 ％

	2009 年度	2010 年度	2011 年度	2012 年度	4 年間の合計
初回入院数	163	120	112	86	481

　また，死亡退院を除くとレスパイト入院患者の約 94 ％が自宅に退院しており，在宅療養継続のためのレスパイト入院の必要性を裏付けていた．このように病院側が入院適用を判断するのではなく，在宅医が入院適用を判断するという入院のハードルを低く設定して病棟運営を行った結果，再入院率は高い状況だったが，専門病棟により看護師の退院支援のスキルが高まったことで，自宅退院率は高いままで推移した．再入院を許容することで，「いつでも入院できる安心感があるから在宅療養を継続できる」という気持ちとなり，自宅退院率が高い確率を維持できていると思われた．退院後の在宅死亡率も高い状態であるが，「患者の医療・ケアについての希望を叶える」という病棟の基本姿勢が，地域の看取りの文化を醸成する効果ももっていると考えられる．

E 在宅医療支援病棟と地域包括ケア病棟

　国立長寿医療研究センターでは，図Ⅳ-1-2 のように 2014 年 10 月より，在宅医療支援病棟とは別に地域包括ケア病棟を開設している．それぞれの病棟の強みを活かしながら連携し，在宅復帰に向けての活動を行っている．在宅医療支援病棟では従来通り，在宅患者の急性期とレスパイト対応を行っており，地域包括ケア病棟は，急性期後（post-acute）の患者対応を行っている．地域の在宅患者は登録制に則り，急性期には在宅医療支援病棟に入院するが，時間をかけてリハビリテーションや嚥下訓練などを行う必要がある場合，地域包括ケア病棟に転棟する．一般急性期病棟として小回りのきく在宅医療支援病棟と最長

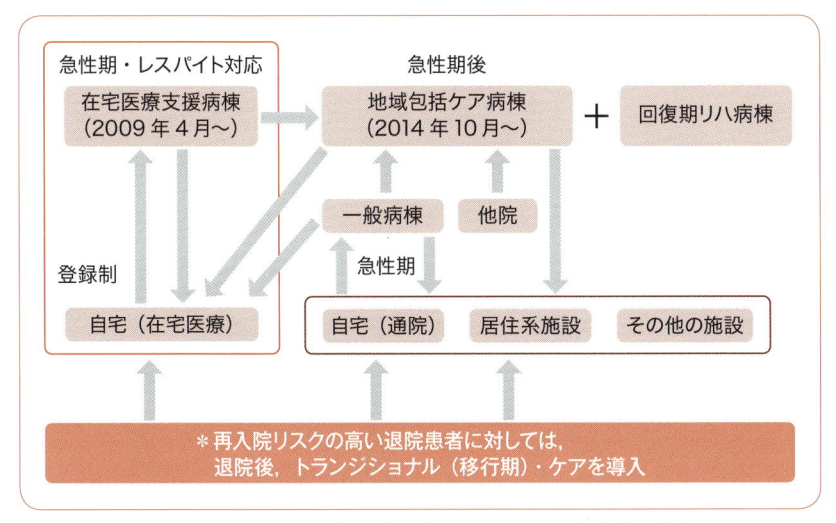

図Ⅳ-1-2　国立長寿医療研究センターの入院患者の流れ

60日までじっくりとリハビリテーションが行える地域包括ケア病棟が，タッグを組み在宅への復帰に向け，活動している．両病棟退院後は，再入院リスクの恐れのある患者に対し，退院後訪問指導などのトランジショナル（移行期）・ケアを導入している（p.143を参照）．

F｜地域在宅医療支援拠点としての役割

　在宅医療支援病棟は，在宅患者の受け入れや，在宅復帰への支援にとどまらず，在宅看取りの支援，家族支援，医療機関間の連携支援，モニター機能・研究，多職種協働の促進，在宅研修・養成，ソーシャルキャピタル醸成など地域の医療，介護，福祉の連携を促進し，在宅医療全体を支援する，いわゆる在宅医療支援拠点としての役割を担っている．

　急激に高齢化が進み社会構造が変化する中で，「生活を支える」在宅医療への需要がさらに増加すると予想される．この状況に対し，住まいをベースに医療，介護，福祉サービスを含めたさまざまな生活支援サービスが日常生活の場（日常生活圏域）で適切に提供できるような地域での体制（地域包括ケアシステム）の構築が求められている[2]．在宅医療の充実がなければ，地域包括ケアシステ

ムの構築はできないため，中心となる事業体がどこになるかも含め，地域の実
情に合わせて，柔軟に適切な在宅医療の形を形成する必要がある．在宅医療支
援病棟は，地域包括ケア病棟とともに，今後の地域包括ケアシステムにおける，
特に地域の医療機関や医療と介護福祉の連携促進に今後，重要な役割を果たす
ことができると考えられる．

― 文献 ―

1) 首相官邸　政策会議　社会保障改革国民会議.
   http://www.kantei.go.jp/jp/singi/kokuminkaigi/
2) 厚生労働省ホームページ「医療介護総合確保推進法に関する全国会議　資料」.
   http://www.mhlw.go.jp/file/05-Shingikai-10801000-Iseikyoku-Soumuka/0000052610_1.pdf

〔三浦久幸〕

2 地域包括ケア病棟における在宅支援

はじめに

　佐久総合病院（以下，当院）は1945年の開設当初から，地域へ出る医療を行ってきた．それは今日まで70年以上も続けられている．1992年に専任化された訪問看護は年間43,000件に上り，訪問診療は年間2,500件になる．当院では自宅へ帰られてからも，いつでも入院できるように開設時から院内に「在宅支援病棟」を設置していた．

A 地域包括ケア病棟の誕生

　2014年の診療報酬改定において新設された「地域包括ケア病棟」は，急性期治療を経過した患者および在宅において療養を行っている患者などの受け入れ並びに患者の在宅復帰支援を行う機能を有し，地域包括ケアシステムを支える役割を担う病棟と定義されている．当院は迷わず「在宅支援病棟」を「地域包括ケア病棟」に変換した．

　40床に対し看護師を22人，介護福祉士を9人配置している．チーム医療の一般的な解釈として厚生労働省のチーム医療に関する検討会は「医療に従事する多種多様な医療スタッフが，各々の高い専門性を前提に，目的と情報を共有し，業務を分担しつつも互いに連携・補完し合い，患者の状況に的確に対応した医療を提供すること」と言っている．それをこの病棟は見事に実践している．

　開始当初から看護提供方式の1つであるPNS（パートナーシップ・ナーシング・システム）を実施している．PNSとは2人の看護師で複数の患者を担当する看護提供方式であるが[1]，当院の地域包括ケア病棟では患者により近い立場にいる介護福祉士とのペアを看護師が組み，2人1組で複数の患者を受け持ち，援助している．

　医療行為は看護師が，介護のプロである介護福祉士は介護中心に，互いの役割を理解し，尊重しながら協働している．

B | 地域包括ケア病棟の在宅支援の実際

(1) 入院前とは違う状況で退院する高齢者の支援

　入院前は元気で自立していた方も肺炎や，腰椎圧迫骨折などを患い寝たきりになるケースも多くある．そんなとき，家族は「歩けるようにならなければ自宅ではみれない」「吸引なんてできない」「母1人の介護は酷で，母が倒れてしまう」などと言うことが多い．思ってもみなかった患者の姿に家族の動揺や不安が伺える．

　Aさん（80歳代，女性）は前日まで畑仕事をしていたが，肺炎を契機に寝たきりになった．本人夫婦と長男夫婦の4人暮らしであった．病状が落ち着き退院調整目的で，地域包括ケア病棟へ転室した．地域包括ケア病棟の看護師・介護福祉士の役割として，退院支援がある．患者がどこでどう過ごせばいいのかを患者・家族の意向に沿い療養場所を決定し支援していく．患者は「自宅に帰りたい」と希望するが，家族は「今の状態では無理」と言う．かと言って自宅以外となると施設は空きがなく，金銭的にも問題がある．このケースではAさんの意向は自宅であり，自宅以外の場所は困難であるとのことから，退院場所は「自宅」と決定した．

　退院支援として家族の不安は何かを担当の看護師・介護福祉士は1つひとつ確認した．家族は「吸引ができない」「病状が悪くなればどうすることもできない」「何を食べさせればいいかわからない」など，不安を表出した．吸引は家族がマスターするまで看護師が指導した．Aさんの夫は「自分はできる」とよくわからない自信があり，あまり吸引指導に参加せず，嫁はチューブを挿入することを怖がりなかなか上達しなかった．長男夫婦の吸引に不安な看護師たちは，とにかくいつでも来院できるときに指導をする用意をし，夜勤帯でも指導を繰り返した．訪問看護ステーションの看護師に吸引指導の現状を報告し，訪問回数を多くあてることにした．おむつ交換，食事の介助などは介護福祉士が指導し，食事に関しては管理栄養士が指導した．また，病状変化については，当院の訪問診療を導入し，状態の変化があるときはいつでも連絡ができ，入院もできることを説明した．それでも家族に不安はあったが，多少の不安軽減はできたのではないかと思った．数週間の吸引練習期間を経て，自宅へ退院された．6か月後の訪問看護では，吸引することは一切なく，堅いおせんべいをバリバリ召し上がっているそうで，訪問回数も減らしていると報告を受けている．

(2) 看取り患者の外出支援

　入院患者の病状が悪化し，そのまま看取りになるケースがある．ある看取りとなる患者（Bさん，90歳代，男性）の同居している嫁は，患者に対して最期をどう過ごしたり，どう死を迎えたらよいのか，心の準備ができずに毎日面会に来ていた．担当の看護師や介護福祉士は，嫁が面会に来るたびに話しを聞き，不安や悩みを受け止めていた．ある日，介護福祉士が「今の状態なら数時間でも自宅に外出できるのではないですか？」と嫁に提案した．嫁は「自宅に外出できるのですか」と聞き返した．このようにわれわれ医療従事者には当たり前のことでも，家族は知らないことも多くある．介護福祉士の意見に嫁は「できるなら最後に家につれて行きたい．足の悪いおばあちゃん（Bさんの妻）にも今のうちに会わせたいし」と話された．家族の思いを聞き，そこからは医師が病状確認，医療ソーシャルワーカー（以下，MSW）は送迎車の手配，酸素ボンベ，吸引の確認，リハスタッフは車に乗れるかの耐久性の確認，看護師はすべての調整にあたり，チームで準備をした．2日後，市内の自宅に3時間の外出が実現した．Bさんは自分の家のにおいをかみしめ，「帰ったぞ」と誇らしげに自分のベッドに横になった．妻は「おじいちゃんよく来たね」と不自由な足を引きずりながら，3時間，患者のそばに腰かけていた．遠方に住む子たちも休みを取り駆けつけ，終始笑顔でBさんと過ごされた．担当の看護師も同伴し，状況を見守った．外出後の8日目にBさんは亡くなられたが，最後に嫁から「あの日，自宅に帰れて本当にうれしかった．まさか帰れるなんて思ってもみなくて．家族みんなでいい人生を送ったねと言いました．気持ちの整理もついていました」と病棟へ感謝の言葉をいただいた．病棟スタッフもそんな場面に立ち会うことができ，地域包括ケア病棟で働く誇りが，一層もてるようになった．

(3) 病棟スタッフが在宅医療・ケアを知る

　病棟の中では自分でできても，自宅に戻ればできないことも多くある．病院は恵まれた環境のため，1つひとつの生活動作が可能だが，自宅でのわずかな段差が支障となったり，手すりがないとできないことがある．地域包括ケア病棟では，退院後の療養環境を知るために退院前訪問を多職種で行っている．

　看護師，介護福祉士，MSW，リハスタッフ，ケアマネジャー，福祉用具の業者らが市内はもちろん市外へも訪問する．実際の療養環境を知ってケアするの

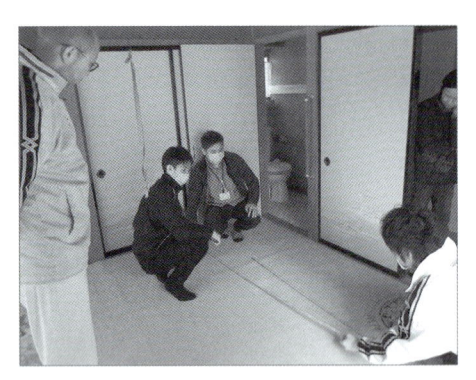

図Ⅳ-2-1　多職種による家屋調査

と，知らないでケアするのでは大きな差があり，実際に自分の目で見ることで細かな指導ができ，とても効果的である．2016 年からは訪問診療に病棟スタッフが同行し，在宅での現状を勉強し，退院支援に役立てている（図Ⅳ-2-1）．

(4) 介護福祉士を多く配属している地域包括ケア病棟の強み

　当院の地域包括ケア病棟は現在 9 人の介護福祉士が勤務している．早出 2 人，遅出 2 人が日中業務し，夜勤も 1 人は介護福祉士である．当院では前述のとおり，看護提供方式であるパートナーシップ・ナーシング・システム（PNS）を導入している．地域包括ケア病棟は，看護師と介護福祉士の PNS を行い，看護と介護の両方の専門性を発揮し退院支援を行っている．看護師目線だけでは在宅療養での生活面の問題点を見逃す傾向がある．また，介護福祉士は患者・家族との時間が看護師より多く確保できるため，思いをくみ取ることができる．さらに患者の動きをリハスタッフの意見を取り入れ把握することができ，入院中や在宅での療養環境の調整に取り組むことができている．たとえば認知症の患者が家では山が見える場所を好んでいた場合，病室でも山が見えるようベッドの位置を変えたり，山の写真を大きく引き伸ばし部屋に飾ったりしている．自宅でソファーに座ることが多ければ，病室にソファーを入れたりする．在宅での生活環境を入院中につくり，退院へ移行している．また，個々の患者のライフイベントに合わせて，誕生会や米寿・喜寿・白寿などのお祝いをし，記念写真や色紙を渡し患者・家族に喜ばれている．獅子舞も例年行っているが，患者・家

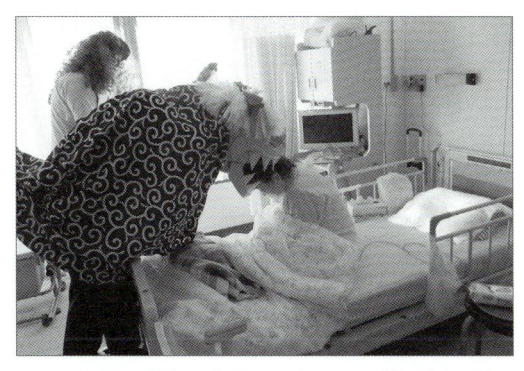

図IV-2-2　院内レクリエーション：獅子舞の様子

族に好評で普段ベッド上でほとんど動かない患者も，獅子に頭をかじってもらいたく，必死に体を動かす姿が見られた（図IV-2-2）．アイデアを出すのも，患者のライフイベントを祝えるのも，介護福祉士が病棟に多くいてこそである．

おわりに

　地域包括ケア病棟のキーワードは何といってもチーム医療である．医師，看護師，看護補助者（介護福祉士），リハスタッフ，MSW，管理栄養士，薬剤師など多職種の連携なしでは語れない．また，地域包括ケアを構築するためには必要不可欠な病棟である．病院外の福祉施設や事業所などとの，医療と介護の連携も密にしていく必要がある．

　当院はこれからも地域住民のその人らしさを大切に，地域から信頼される病院であり続けるために，地域包括ケア病棟の運営をしっかり行っていきたい．

― 文献 ―
1）橘　幸子, ほか：PNS 導入・運営テキスト. p.222, 日総研出版, 2014.

〔關　真美子〕

急性期病院における在宅医療支援入院の受け入れについて

はじめに

　福岡市医師会成人病センター（2018年4月より「福岡大学西新病院」となる）は都市型の医師会立病院であり，一般病床120床，入院基本料7対1を算定している内科系に特化した二次救急告示の包括医療費支払い制度（diagnosis procedure combination：DPC）対象病院である．急性期医療と救急診療の充実を目指して地域医療に貢献している病院でありながら，一方で在宅医療患者のさまざまな目的に応じた入院の受け入れも積極的に行っている．慢性疾患の急性増悪時は言うまでもなく，脱水・肺炎・尿路感染症などの軽度急性期の治療や在宅では困難な検査，胃瘻の造設・交換，介護保険における短期入所で対応不可能な常時医療管理を必要とする患者のレスパイト入院など，在宅医療を継続するために必要であるとの在宅医の判断に従い，その依頼を受けている．このことは在宅医にとっても患者にとっても大きな安心につながっていると思われる．近年ますます重要視される在宅医療を支援することは，地域の医師会立の病院として大切な役割である（p.61参照）．

　そうはいっても，急性期病院でありながら急性期以外の理由で在宅医療患者を受け入れることは容易なことではない．体制の整備や職員の意識改革が必要である．また，そのような方針であることを地域に知らしめる広報活動も欠かせない．当院では急性期医療と在宅医療支援を両立させるにあたり，2014年2月に「在宅医療支援入院プロジェクト」を創設した．入院形態に応じた受け入れプログラムの作成と，職員の在宅医療に対する知識と意識の向上を2本柱とし，プロジェクト開始後3年が経過した．ここではそのプロジェクトの内容と，実際の在宅医療患者の入院状況について紹介する．

A　在宅医療支援入院プロジェクト

　プロジェクトの立ち上げは副院長をリーダーとし，看護師，理学療法士，医療

ソーシャルワーカー（MSW）から成る12人のメンバーで行った。まず，在宅医療患者の入院形態について，①緊急の治療目的，②検査目的（メディカルチェック），③家族らの事情による一時的な医療管理目的（レスパイト入院），④胃瘻の造設および交換目的，の4つに分類し，それぞれの形態に応じた受け入れプログラムを作成することとした。また，受け入れ可能とする対象疾患については特定せず，神経難病も除外しないことを決めた。数年前に神経難病の在宅医療患者が入院した際，患者や家族の要望と病棟での対応がうまく噛み合わず，かなり混乱したことがあった。だからといってこのプロジェクトを進める上で神経難病を除外するわけにはいかない，むしろそのときの経験を活かすべきだと前向きに取り組むことにした。

受け入れにあたっての問題点や要望についてメンバーを中心に各部署で話し合ったところ，以下のような意見が出た。

- 在宅患者は1つ1つのケアに時間を要し，看護師1人がかかりきりになってしまうのではないか
- 救急患者も受け入れている中でそういったことに配慮した人員配置をしてもらえるのか
- できることとできないことがあるということを患者・家族に理解してもらえるのか
- どこまでの医療を求めるのか
- 日中眠らずに過ごすことができるようなデイルームや介助に適した浴室などの設備が不十分なのではないか

急性期病院である当院の環境の中で，在宅医療患者が満足するケアを提供できるのかと危惧する意見がほとんどで，疾患そのものや医療技術的な面に対する不安は特に出なかった。よって，患者の入院目的と診療情報および在宅での生活状況について，入院前のできるだけ早い段階で把握することや，入院前に患者および家族らと相互理解の機会をもつことが大切と考え，それらを地域連携室の役割としてプログラムに組み込んだ。また，現場から出た問題点に対し，それまで少しずつ進めていた看護助手業務の拡大を早急に行うことや，看護師の人員の調整について最大限の配慮をすることなど，看護部長のサポートを得ることとなった。

このような準備段階を経て2014年4月よりこのプロジェクトは本格的に始動した。往診・訪問診療を行っている近隣の診療所および訪問看護ステーションに出向き，プロジェクトの内容をお知らせするとともに要望をうかがった。また，

当院主催のメディカルフォーラムや医師会会報，医療機関向け広報誌でも院長自らが積極的に紹介した．そして実際に患者を受け入れていきながら，プロジェクトメンバーによるミーティングを定期的に開催した．その中で，以下のような現場からの問題があげられた．

- ・初回入院の筋萎縮性側索硬化症（amyotrophic lateral sclerosis：ALS）患者のナースコールが頻回で対応に困った
- ・ALS患者のトイレ介助について，他患者の対応のため要望に沿えないことがあり不満を言われた
- ・繰り返し入院している寝たきりの患者から初めてシャワー浴の希望があったが，当院の設備では困難で実施できなかった
- ・3回目の入院の呼吸器装着患者が10時来院の予定にもかかわらず16時に来院され業務に支障をきたした
- ・退院前に在宅側とのカンファレンスを開催することが望ましい患者だったが，主治医と家族で退院日を決定してしまい実施できなかった

上記のような現場で直面した問題を出し合い，それらの原因はマンパワー不足によるものなのか，スタッフのアセスメント能力や技術に問題はないか，院内外の連携が不十分なのではないか，など協議し現場に還元した．設備の問題については病院の幹部会に報告し検討してもらった．

　急性期医療の経験がある在宅医療スタッフは多くても，在宅医療の経験がある急性期医療の病院スタッフは少ないというのは一般的な状況と考える．急性期病院である当院が在宅医療患者を広く受け入れるためには，職員の在宅医療への正しい理解が必要である．そこで2014年7月，長きにわたって在宅医療の普及と発展に尽力されている医療法人「にのさかクリニック」の二ノ坂保喜医師を講師にお迎えし，全職員対象の研修会を開催した．「在宅医療の実際」というテーマのもと，「人はなぜ病院に行くのか」「病院の役割は患者を家に帰すための最大限の努力をすることである」といったお話しをされた．また，日常の環境の中で生活する患者のたくさんの写真とともに，在宅医療でできることについて解説された．その中には当院を退院した患者が笑顔で写っている写真もあり，急性期医療と在宅医療が切り離されたものではないことをより強く印象づけられた．さらに，病棟で中心的役割を担うプロジェクトメンバーは，にのさかクリニックで開催されている在宅患者の家族を交えた勉強会や在宅医療フェアなどに積極的に参加し見聞を広めていった．

　また，このプロジェクトは病院の重要プロジェクトの1つとして位置づけられており，病院幹部・診療部長・各部署の責任者が一堂に会する会議において，その進行状況や成果についての情報が共有された．そしてその情報は適時更新され，職員がいつでも閲覧できるパソコン上のツールに反映された．このようにして，職員の意識の統一が図られていった．

　プロジェクト創設から8か月が経過した2014年9月，毎月5～6人の在宅医療患者を受け入れるようになり，病棟の混乱もなく軌道に乗ったとして，プロジェクトの活動については一応の区切りがついた．

B | 在宅医療患者の入院の状況

　在宅医療患者の入院件数は2014年度66件，2015年度71件，2016年度71件で，月平均5.8件である（図Ⅳ-3-1）．3年間の合計は208件，平均年齢84歳，男性入院70件，女性入院138件と圧倒的に女性が多い．入院の目的別割合とそれぞれの平均入院期間は，治療目的が56％（25.9日），レスパイト目的が25％（10.9日），胃瘻交換に合わせたレスパイト目的が8％（15.4日），胃瘻交換・造設目的が6％（10.2日），全身状態評価のためのメディカルチェック目的が5％（19.1日）となっている（図Ⅳ-3-2）．

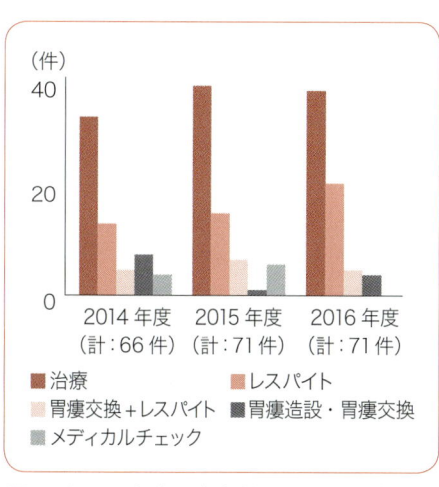

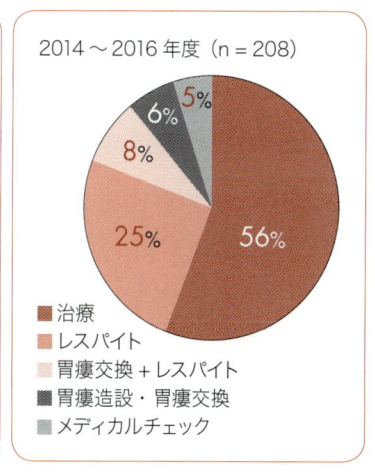

図Ⅳ-3-1　在宅医療患者の目的別入院件数

図Ⅳ-3-2　在宅医療患者の入院目的別割合

　治療目的入院の入院時診断名は多岐にわたるが，最も多いのが誤嚥性肺炎となっている．次に心不全，細菌性肺炎，脱水症と続く（**表Ⅳ-3-1**）．また，レスパイト入院の紹介状の診断名は，神経難病などの指定難病，脳血管障害後遺症，がん，認知症などとなっている（**表Ⅳ-3-2**）．

　入院前にいた居住場所をみると，居住系介護施設からの入院が年々微増している（**図Ⅳ-3-3**）．退院後の居住場所においては，転院と死亡が年々減少して

表Ⅳ-3-1　治療目的入院の入院時診断名

1. 誤嚥性肺炎	16 件（13.8 %）
2. 心不全	13 件（11.2 %）
3. 細菌性肺炎	11 件（9.5 %）
4. 脱水症	9 件（7.8 %）

表Ⅳ-3-2　レスパイト入院の診断名

神経難病	筋萎縮性側索硬化症（ALS），進行性核上性麻痺，脊髄小脳変性，パーキンソン病，後縦靱帯骨化症，先天性筋ジストロフィー
脳血管疾患など	クモ膜下出血後遺症，頭部外傷後遺症，脳出血後遺症，脳梗塞後遺症，脳塞栓治療後
が　ん	胃がん，肝がん，膀胱がん
その他	アルツハイマー型認知症，神経因性膀胱，慢性心不全

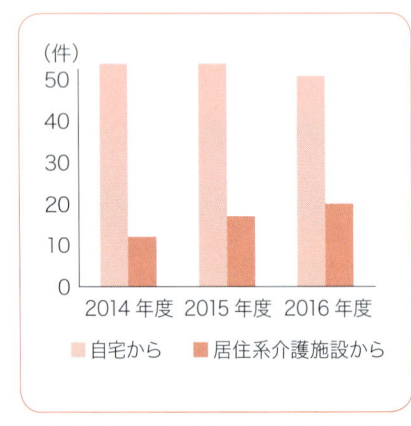

図Ⅳ-3-3　入院前にいた居住場所

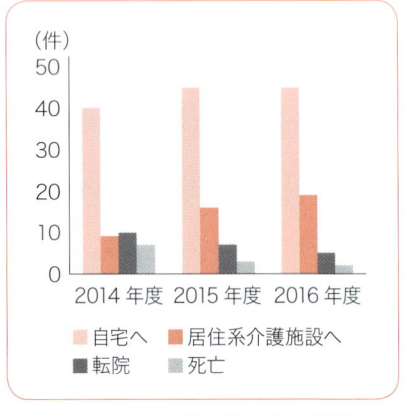

図Ⅳ-3-4　退院後の居住場所

おり，入院前にいた居住場所への復帰率は2014年度の74.2％に対し2016年度は90.1％と上昇している（**図Ⅳ-3-4**）．在宅医療の充実が進み，入院前より医療依存度が高くなっても在宅へ帰ることが可能となってきていることが推測される．ちなみに，治療目的での入院が長期化してADLに変化が生じたケースや胃瘻を造設したケースなど，3年間で20件の退院時共同指導料を算定している．

C 入院中に行っていること

当院におけるレスパイト入院は，あくまでも常時医療管理が必要な患者であり，入院時には状態把握のための基本的な検査を行っている．入院中に状態が悪化した場合は，治療について家族や在宅医に方針を確認し，速やかに対応している．また，入院目的にかかわらず，一般の入院患者と同様に医師，看護師，管理栄養士が連携して栄養状態の評価を行い，必要に応じて栄養指導や嚥下食の実演指導なども実施している．リハビリテーションも入院時の患者の状態を確認し，特に要望がなくても必要があると判断すれば理学療法士（PT），作業療法士（OT），言語聴覚士（ST）が積極的に介入している．日常の生活ケアや体位の保持方法など，在宅での介護者が日頃から取り組み，工夫している点は多い．看護師はそれらをできるだけ継続するために，専用のノートやファイル，電子カルテの掲示板などを利用して情報を共有している．MSWは必ず介入し，在宅医，ケアマネジャー，訪問看護師らと連絡を取り合い，病院と在宅を取りもつ役割を担っている．このように，急性期病院として急性期疾患の患者に対応するだけでなく，在宅医療患者にもあらゆる職種が一丸となって支援している．

おわりに

プロジェクトの活動自体は終了しているが，地域連携室が主体となってモニタリングを続けており，新たな問題点の把握や対策の検討などを行っている．当院に入院することで，在宅医にとっても患者・家族にとっても，今後の方針や総合的なケアを見直す良い機会となり，より質の高い在宅医療を継続することができればと願っている．

〔楠窪佳子〕

はじめに

　精神科における在宅医療連携の意義は，患者を「リカバリー」させるところにある．治療の場が単に「地域」に移るということのみではない．当然のことながら，入院したままで患者はこの「リカバリー」を達成することができないし，サポートも受けられにくい．日本の精神保健医療では保護という名のもとで患者はパワーレスな状態に陥り，夢を失い，未来を失っていった．逆にこの「リカバリー」を達成することを目標にするほうが，もちろん実現不可能な夢と希望であることも多いが，退院支援や再発・再燃の防止に役立つことが多い．「リカバリー」概念は当事者の側からの最終的な目標であり，ケアの質を問い直すためにも不可欠である．後述するような地域で急性期の患者を対象とするアウトリーチ支援においても，サービス提供の開始時点からこの「リカバリー」を見すえなければいけない．

A どうしても入院が必要な場合

　日本では諸外国に比較し，精神科病床は多く，平均在院日数は長かった．しかし，徐々にではあるものの，それぞれ減少・短縮しつつある．退院支援を考える上で重要なポイントとして，どうしても入院していなければならない理由を整理する．次に列挙したが，実は，①自傷他害のおそれがある場合，②身体合併症がある場合，③アドヒアランスが極度に低下している場合（治療に拒否的），の3つぐらいである．かつ，それらも100％入院治療が必要なわけではない．幻聴があっても距離をとって聞き流せれば，患者は地域で十分に暮らしていける．

　一方，自宅に帰れる必要な最低レベルについて，多くの地域移行で活躍している方々は「ATMでお金をおろせる」ようになったら患者は退院できるとほぼ一致して話される．あまりにも単純すぎるようであるが，筆者も同意見である．

B ｜ 「寛解」から「リカバリー」へ

　精神科医療では「寛解」にとどまらないで，「リカバリー」を目指すことの重要性が，最近声だかに叫ばれるようになった（**図Ⅳ-4-1**）[1]．「寛解」とは，統合失調症では幻覚や妄想などの陽性症状が改善することを指す．以前は「寛解」すれば，退院が可能であり，退院時に「再発・再燃しないように規則的に通院や服薬をしてください」と約束するのみであった．そこでとどまらず，障害を抱えながらも希望や自尊心をもち，自立した，そして充実した生活を送れるようになることを「リカバリー」という[2]．主に当事者／精神科医療ユーザーの側から提唱された概念であるが，疾患からの回復を指すにとどまらない，自分自身の人生を生きるプロセスとしての回復である．入院治療で「寛解」させることは可能であるが，「リカバリー」させることはできない．「リカバリー」させることこそ精神科医療の在宅医療連携の最大の意義であり，かつ真髄である．

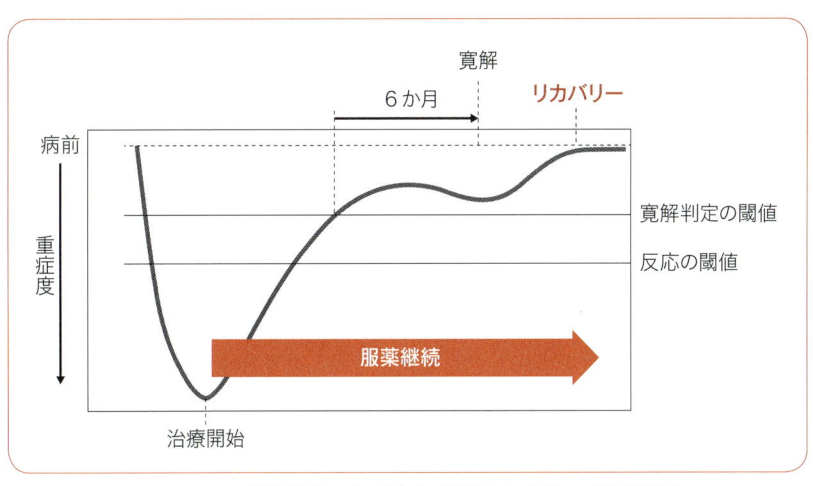

図Ⅳ-4-1　「寛解」にとどまらず「リカバリー」を目指す

寛解にとどまらずリカバリーを目指すことが重要である[1]．
・リカバリーで必要とされる要素として，症状がある程度よくなっていること，つまり寛解が求められる．症候学的な寛解は最低限必要である．しかし，そこで満足しとどまってはいけない．
・リカバリーは，就労や就学しているか，1人でも暮らせているか，経済的にも，日常生活の技能的にも暮らしていける能力があるか，ということも要素の1つである．クオリティ・オブ・ライフ（QOL）が良好かも問われる．
・さらには患者の主観的満足度もゴールを考える上で重要である． （文献1）より）

表Ⅳ-4-1　リバーマンによるリカバリーの定義(Liberman, 2005)

①精神症状が改善している(※)
②自立した生活をしている(金銭・服薬自己管理)
③社会的人間関係を維持している(週1回以上の友人との交流)
④就労あるいは就学が期間の半分以上

①〜④においてすべてが2年以上持続していること

※ BPRS(Brief Psychiatric Rating Scale：簡易精神症状
評価尺度)の各スコアが4点以下.

(文献3)より作成)

　リバーマン[3]は「リカバリー」を**表Ⅳ-4-1**のように定義した.筆者は就労していなくても,地域の住民と交流しながら趣味やボランタリーの活動を通じてコミュニティの一員となり,「趣味が楽しい」「生きていて良かった」「もっと長生きしたい」などと,当事者が自らの人生における有意義を見出すことが,当事者の「リカバリー」であると考えている.このような生活が送れることも再発・再燃を防止する(閉じこもりがちな患者のほうが再発・再燃しやすい).

C　アウトリーチ支援

　アウトリーチ(outreach)は,「(手などを)伸ばす」ことを意味する.広くは音楽大学の学生が病院を訪問して音楽演奏会を開くこともアウトリーチと呼ばれる.精神科領域におけるアウトリーチとは人的資源を病院や訪問看護ステーションに配置し,訪問を中心とした支援を行うことを指す.包括型地域生活支援プログラム(assertive community treatment：ACT)と積極的アウトリーチ支援(assertive outreach treatment：AOT)は,24時間365日体制で多職種チームによる積極的な訪問により支援する.次にACTとAOTとの違いを述べる.

(1) ACTとAOTの異なる点
　ACTは,アメリカのウィスコンシン州のマディソン市において州立精神科病床の削減および廃止に伴って,1960年代後半に始まったシステムである[4].ACT

が「病院」から「地域」への移行を目指す比較的重症な患者〔機能の全体的評価尺度（Global Assessment of Functioning：GAF）で 30 点程度〕を対象とするのに対し，AOT は，EU 圏でのアウトリーチ[5] をモデルとし，「地域」で事例化した患者を「地域」で解決することを目標とする（GAF で 40 〜 60 点程度）[6]．

(2) AOTが入院治療より優れている点，劣っている点

❶優れている点

　2014（平成 26）年度より，「精神保健及び精神障害福祉に関する法律」が改正され，医療保護入院した時点から退院後生活環境相談員をもうけて，退院に向けてのプロセスを始めなければいけなくなった．単科精神病院にとって患者を退院させるためにはそれなりの労力が必要である．しかし，AOT では問題が解決した時点で患者はすでに地域にいるので，「退院させる」というプロセスから免れる．また，当然のことながら，行動制限などのように患者の自由度が制限されることはなく，医療費も少なくてすむ．

❷劣っている点，苦手な点

　統合失調症では概日リズムの障害が合併することがよく知られている．統合失調症の 30 〜 80 ％に認められ，閉じこもり患者ではより多くみられる．インターホンを押しても出てこない理由としては，実は「拒否」よりも「熟睡」のほうが圧倒的に多い．入院治療のほうが睡眠・覚醒リズムをつけやすい．

　疾病教育や服薬管理・指導は，入院中なら比較的短時間でできるが，AOT では関係性を構築しながら行わなければならないので，時間を要する．当院では約半数が持続性注射剤（後述）を導入しているが，その理由の1つが入院治療に比べて服薬管理や指導がより困難だからである．以前は患者に対して怠薬を叱ることが日常的であったが，地域にわれわれが出かけて行った場合には患者に薬を飲んでいただかないといけない．180 度のパラダイム変換が生じた．AOT の現場で重要なのは，積極的に患者から医師にベクトルの向きをもつこと，十分な情報が交わされるような関係を構築すること，すなわち双方向的な治療方針決定（shared decision making：SDM）である．これはインフォームド・コンセントより患者の自己決定権が強くなった概念で，「説得」よりも「各治療法における利点と欠点の両方の情報を共有し，患者と医師が携わって決める」ことが AOT では主流となる．不承不承だと，まず規則的な服薬につながることはな

い．入退院を繰り返してから ACT の段階でようやく持続性注射剤を導入するよりも，比較的初期の段階で導入したほうが，「リカバリー」がより達成できる．

(3) 持続性注射剤 (LAI)

統合失調症患者が「リカバリー」を目指すためには再発・再燃を避けることが必要条件であるが，再発・再燃に最も影響を及ぼすのが通院・服薬の中断である．病識が不十分で「もう治ったから服薬しない」という拒薬から，単に飲み忘れるという怠薬まで理由はさまざまである．持続性注射剤 (long acting injection：LAI) は 2 ～ 4 週間に 1 回の投与で治療可能な注射剤である．ヨーロッパでのアウトリーチ支援では看護師による持続性注射剤の投与が主体である．日本でも訪問看護師による持続性注射剤の投与[7] が幅広く行われるようになると統合失調症の予後がずいぶん改善してくると思うが，ほとんど医療機関で行われていない．退院前に持続性注射剤を導入し 1 ～ 2 回投与することが望ましい．

D 多職種チーム

多職種チームにはマルチモデル，インターモデルおよびトランスモデルという 3 種のモデルがある[8]（図Ⅳ-4-2）．マルチモデルは，患者ケアにおけるメ

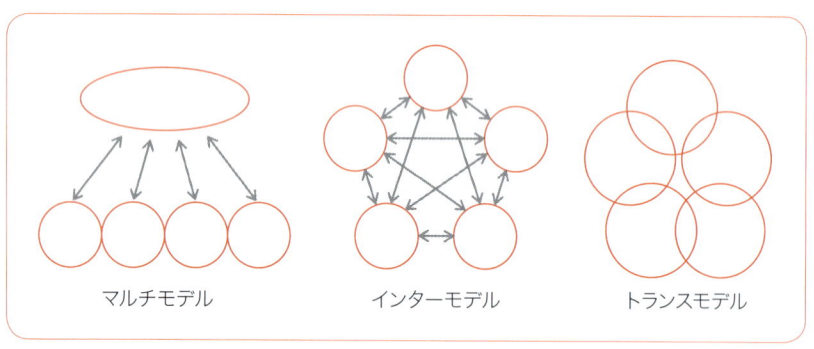

図Ⅳ-4-2　マルチモデルからトランスモデルへ

従来の医療現場で行われてきたのはマルチモデルであり，医師がリーダーシップをとる（指示を出す）という階層性があるが，役割の共有はない．精神科のアウトリーチ支援における多職種チームでは階層性はなく，それぞれの職種が職域を超えて役割を共有し，能動的に活動する．これをトランスモデルという．

（文献 8）より渡邉博幸 氏 作図）

ディカルモデルから発展し，医師が中心となってほかの専門職からの情報を受け取りながら治療に関する意思決定を行って指示を出すもので，職種間の階層性が存在する．昔から医療現場で行われてきたモデルである．インターモデルは，慢性疾患や高齢者ケアに適しているといわれ，多職種が平等な立場から相互に意見交換し，チームメンバー全員で意思決定を行うプロセスを踏む．トランスモデルは，乳児・幼児療育などの場面から生まれたもので，家族が看護者の役割や医師の一部の医療行為を行うなど，役割の解放性が特徴とされる．精神科領域では，自らの職種を越え，それぞれの職種が自発的・能動的に活動する．従来のマルチモデルよりも，トランスモデルのほうが，精神科アウトリーチ支援のみならず退院前の患者に対するかかわりでも有用であり，そして患者がより「リカバリー」を目指せるようになる．加えて，患者および患者家族を含めた多職種会議は必須であり，かつ効果的である．

　多職種チームは患者ごとによって変化する．通常は医師，看護師，作業療法士，精神保健福祉士，臨床心理士などが構成メンバーとなる．必要があれば，これらに薬剤師や管理栄養士が加わることもある．しばしば，保健所，市障害福祉課，中核地域支援センターおよび社会福祉協議会の職員や担当者にも参加してもらう．郵便局の職員，近隣の交番の「おまわりさん」，食料品屋の店員および隣家の住民なども重要な多職種チームの一員であることもある．地域のさまざまな社会資源やコミュニティと有機的な連携を構成していくことも，地域移行やアウトリーチ支援の要である．多職種チームにおいてさらに重要かつ効果的な点は，次に述べるピアスタッフが含まれる点である．

(1) ピアスタッフ

　「ピアスタッフ」とは，精神科病院，精神保健福祉の施設またはアウトリーチ多職種チームの一員として働く精神疾患当事者のことである．何気ない会話の中に，当事者だからこそ気がつける困りごと（医師に言えない薬の副作用など）や，使っている当事者だからこそ提供できる社会資源のことなどを情報提供できる．また，スタッフがホワイトボードを使用して「リカバリー」について説明しても，パワーレスな状態で，夢も希望も失った当事者にはぴんとこない．しかし，精神疾患当事者であるピアスタッフが病棟における地域移行やアウトリーチ活動で活躍する姿を見ていると，「ひょっとしたら自分もリカバリーでき

るのではないか」「自分もピアスタッフになりたい」という希望を抱きはじめる患者が少なくない．ひきこもり支援においても同様で[9]，当事者が支援者とともに自らの体験を語ると，後輩である当事者にとって，「ひきこもり」から「リカバリー」までのプロセスを主体的に語る先輩は，またとないモデルとなる．ピアスタッフが活躍していくことで障がいというもの自体への見方が変わり，精神医療や精神保健福祉のあり方が大きく変わっていくことも期待できる．

E｜ストレングスモデル

　疾患の症状に焦点を当てているときには気づかなかった患者の長所・強み・可能性を引き出して，それを活かしながら「リカバリー」を援助していくことを「ストレングス」という．簡単に表現すると「できることを，よりできるようになる」ということである．過剰なサポートやスタッフ側の不安は「できることができなくなる」となるリスクをはらんでいる．看護職では問題解決志向になりやすいので，ストレングスモデルを背景にした援助の理解をほかの職種と共有することに困難なことがある[10]．急性期病院でのケアを念頭に置いて問題解決モデルで教育を受けてきたのが看護職である．しかし，維持期からリカバリー期までの地域生活においては，問題解決モデルでは有効に機能しないことが多い．

　精神科では，訪問看護のみならず退院を控えた患者の看護においても目標を設定することはできない．なぜなら看護の主体は患者であるからである[11]．患者がしたいことを，実現不可能な夢でもよいから語ってもらい，その夢を目指すことを「ニーズの設定」という．そしてその夢の実現を患者とともに目指すことが重要である．当事者のニーズは常に変化していくので，それに看護やケアを適合させなければならない．訪問看護において管理的な関与が前面に出ると，「地域の病院化」という誤った支援になる可能性がある．「家事援助は訪問看護師の役割ではない」という意見を聞くが，精神科訪問看護で行う日常生活に関する援助は，家事の代行ではなく，患者が生活技能を獲得することが目的なので，この批判はあたらない[11]．

　退院までの入院期間中であってもこのストレングスモデルは重要であり，「ニーズの設定」はむしろ退院前に行われていることが望ましい．幻覚や妄想などの病状が改善したので退院するのではなく，「リカバリー」を目指すその1歩

として退院するという意識が当事者にとってもスタッフにとっても重要である.

おわりに

　医療機関, 行政および福祉サービスが行うアウトリーチ支援ができる仕組みは格段に増えてきた. それらが有機的にそして早い段階で連携をとることが退院支援や再入院防止において重要である. そして「リカバリー」を目指す. 多職種チームには行政や福祉サービスの職員のみならずピアスタッフも含まれる. 患者が「リカバリー」する過程で, ピアスタッフの存在や協力は貴重である. アウトリーチ支援は精神科病院における入院治療との対決で議論されることが多いが, これらは相補的な関係と考えるべきである. どうしてもアウトリーチ支援で対応できない場合に限ってやむを得ず入院治療を行うという形をとると, 入院期間も短くてすむ. 早期の地域移行のみならず, 早期発見・早期介入も大事である. かなりの患者が入院という形を頼らずに地域で治療が行われる, もしくはごく短期間の入院ですむという傾向に今後なってくるだろう. そして「リカバリー」を達成できる当事者も増えてくるだろう.

― 文献 ―

1）渡邊衡一郎：統合失調症におけるremissionの意義. Schizophrenia Front. 2008；8（4）：40-5.
2）赤澤祐貴：精神科病院における多職種アウトリーチ活動：宇治おうばく病院での取り組み. 日精協誌. 2017；36（4）：337-43.
3）Liberman RP, Kopelowicz A：Recovery from schizophrenia：a concept in search of research. Psychiatr Serv. 2005；56（6）：735-42.
4）Stein LI, Test MA：Alternative to mental hospital treatment. I. Conceptual model, treatment program, and clinical evaluation. Arch Gen Psychiatry. 1980；37：392-7.
5）Secretary of State for Health：The NHS Plan：A plan for investment, A plan for reform, London, 2000.
6）太田克也：アウトリーチ推進事業の実践. 精神科治療. 2014；29（1）：103-8.
7）太田克也：精神及び神経症状にかかわる薬剤の投与と調整. 臨床薬理学, 井上智子・窪田哲朗編, p.259-276, 医学書院, 2017.
8）菊地和則：多職種チームの3つのモデル ― チーム研究のための基本的概念整理. 社会福祉学. 1999；39：273-90.
9）二宮貴至：ひきこもりに対するアウトリーチ支援. 臨床精神医学. 2017；46（2）：191-7.
10）萱間真美, 瀬戸屋　希：訪問看護, アウトリーチ事業の制度と現状. 日精協誌. 2017；36（4）：316-23.
11）仲野　栄：精神科訪問看護の課題：ケアの質と人材育成. 日精協誌. 2017；36（4）：350-5.

〔太田克也〕

5 ＞ ＩＣＴ(情報通信技術) ①
― 在宅医療連携におけるＩＣＴの重要性 ―

はじめに

　訪問診療の現場では，下記のような在宅医療の相互連絡を必要とする案件が毎日多数発生している.

・訪問看護師；この患者の褥瘡が広がってきた画像を医師に見てもらい，どのように対処したらよいかをお聞きしたいのですが？

・特養施設介護士；ショートステイで来ている入所者が37.4℃の発熱があるのですが，入浴させてよいのでしょうか？

・訪問診療医；胃がん末期患者のバイタルが下がってきている. 患者も家族も在宅看取りを考えているので，このことを各プレイヤーに再確認しておきたい.

　もちろん緊急時には電話連絡という方法があるが，もっと容易に，相手に迷惑をかけるかもと気遣いすることなく，そして関係者みんなに発信できる仕組みが在宅医療の現場で必要になっている. ここでは在宅医療現場に情報通信技術 (information and communication technology：ICT) がどのようにかかわりはじめているのかを，実例を通して説明したい.

A ICTとは

　ICT 導入の効果はその特性である情報の結合と共有，統合，検索・解析能力によって生まれる. この特性を活かし，医療における ICT の活用にはいくつかの段階がある. 診療そのものにおける活用の第一段階は，初めに述べた情報の結合と共有である. 第二段階はそれぞれのシステム間，さらには異種の医療情報，健康情報システムとの接続を行うことで拡大し，それらのデータを収集してビッグデータとすること，第三段階はそのデータベースを解析し活用するということである.

B ICTの活用 — 情報の結合と共有 —

　ここではまず，その第一段階について述べる．在宅医療の現場にかかわる人たちにとっては，もっぱらこの第一段階が主たる利用法ということになる．電子カルテシステムにより病院内で多数の医療者が情報を共有できる．それだけではなくこの情報共有という特性は，それぞれのプレイヤー間に距離があり，施設を越えて医療以外の介護職，さらには家族や患者本人までといった幅広い多職種連携が必要な在宅医療において，実は最大の効果を発揮する．使い始めると実際の診療上不可欠な存在になるはずのものである．

(1) 在宅医療システムの歴史と課題

　1999年に千葉県松戸市で1病院と4人の在宅医，1訪問看護ステーションを結ぶ在宅医療ネットワークを立ち上げた[1]．在宅医がみている患者が救急で病院に入るときに在宅医のデータを病院当直医が見られるという趣旨で作られたものだったが，実際に最も役に立ったのは在宅医と訪問看護師間の連絡であった（図Ⅳ-5-1）．施設が異なる彼らにとって，このシステムは距離をなくすことができる画期的な手法だった．このことは情報の共有という意味で医療の電子化の意義を認識させる重要な事例で，その後，病院には電子カルテ（electronic medical record：EMR）が普及し，さらには病院間を結ぶ地域医療連携システム（electronic health record：EHR）に発展しつつある．しかし在宅医療の分野は，本来は電子化が最も期待されるところでありながら，電子化が進まない最後の領域になってしまった．それは企業による在宅医の電子カルテの開発が後回しにされたためであろう．

　在宅医療システムにはいくつかの課題が残っている．まず，①アクセスコントロール：誰がその患者の情報にアクセスできるのか．「在宅医療システム」が一般の電子カルテシステムと違うのは，患者ごとに参加する医療者・介護者が異なるため，その情報アクセスへのコントロール権の設定が複雑であり，また閲覧記載権をすべてのプレイヤーに同等にするのか，全体の管理は誰がするのかなども問題になる．②セキュリティ；どのようにシステムの情報を保護するのか．施設を越えたつながりをもつためには専用線でつながり，サーバーの管理も厳重でなければならない．盗聴されたり改ざんされたりすることのない堅

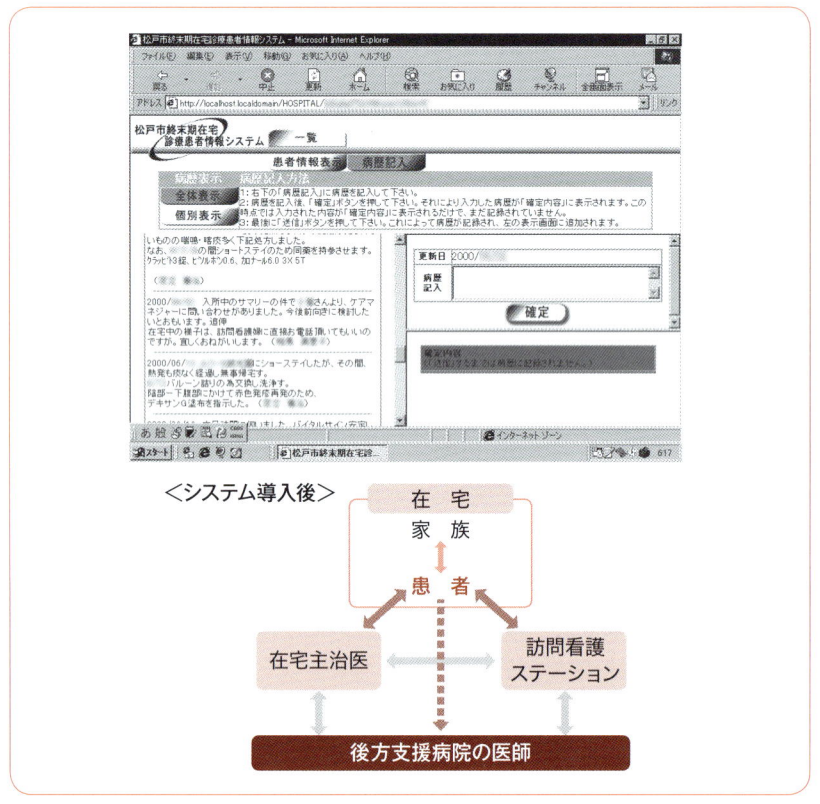

図Ⅳ-5-1　松戸市で作られたわが国で最も古い在宅医療情報共有システム(1999 年)
本来は緊急時に在宅医と病院をつなぐものとして作られ，訪問診療医，訪問看護師，病院医師が参
加した．しかし，実際に役立ったのは在宅医と看護師の連携が円滑になることであった．現在行わ
れている在宅医療システムと原理はほとんど変わらない．

牢なシステムを構築する必要があり，これはコスト面で大きな課題になる．③
デバイス；どのようなデバイス（器具）を使って連携をするのか．それぞれがイ
ンターネット接続されたコンピュータ端末を使うのは，特に在宅のように移動
時にも使用できるものでなければならない．近年は携帯端末の普及に伴い，こ
れを利用することが一般的になりつつある．④電子カルテとの連携；電子カル
テにつながることで多くの情報を入手できるし，また同じことを2回記録する手
間を省くことができる．このことは特に多忙な医師にとっては重要な問題であ
る．しかし電子カルテシステムに接続して双方向で運用することができるシス
テムは現時点では極めて限定されている．⑤在宅医療システムを管理・運営す

る母体，そのコストをどのように確保するのか；①，④で述べたように通常の電子カルテとは異なる仕組みを誰がどのように経営的に成り立たせて管理・運営するのか……．

　しかしこうした技術的な問題や，倫理的な，また経済的な問題などを脇に置いて考えてみれば，現場のためにどのような在宅医療システムが必要なのかは以前に比べて随分と明確になってきている．まだ問題はあるかもしれないが，臨床現場で十分利用できるシステムがいくつか動いている．その中での代表例を2つ紹介する．

(2) MedicalCare Station(MCS)

　MedicalCare Station（MCS）（図Ⅳ-5-2）は，株式会社 日本エンブレース社が運営している在宅医療のコミュニケーションツールで，相互連携という意味ではソーシャルネットワーキングサービス（social networking service：SNS）の LINE の在宅医療版と考えればわかりやすい[2]．インターネット接続でWeb の世界に入れる環境であれば誰でも接続が可能であり，したがって携帯端末からアクセスできる（図Ⅳ-5-3）ので，自宅からはもちろん，通勤途中の電

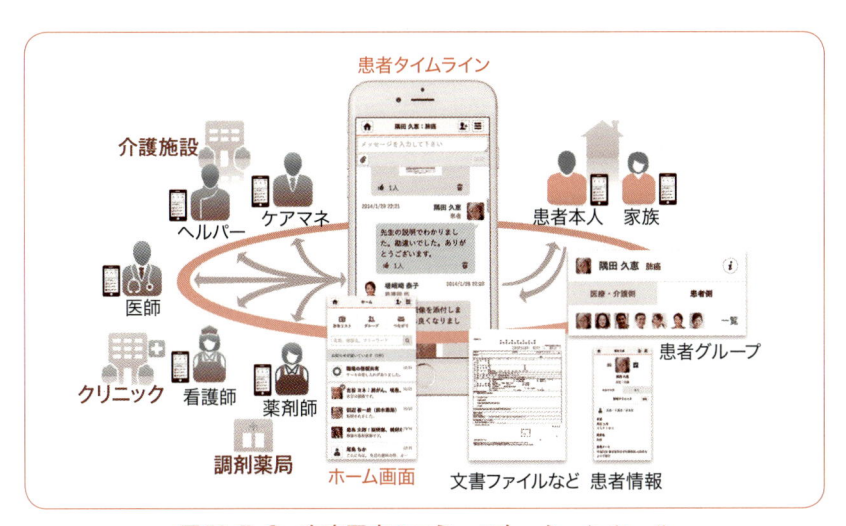

図Ⅳ-5-2　在宅医療のコミュニケーションツール

ICTツールは，患者単位ですべてのプレーヤーが情報を共有すべき在宅医療介護連携の目的に合致して設計できる．

（日本エンブレース社のホームページ https://www.medical-care.net/html/about/ より）

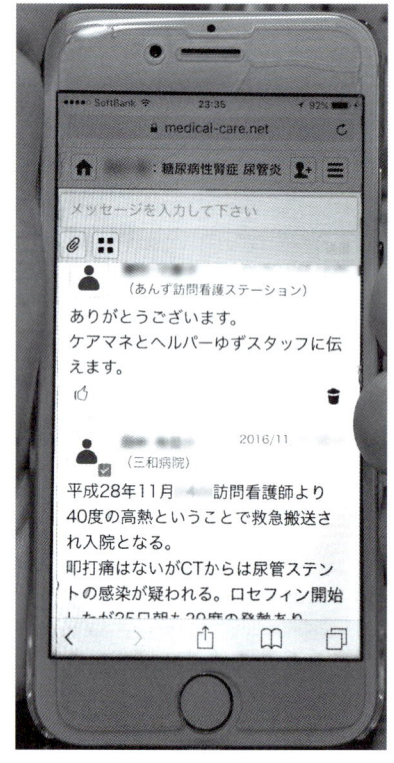

図Ⅳ-5-3　実際の情報端末利用の例
（MedicalCare Station）
個人の携帯端末を用いることで，施設を越え
ての情報交換を容易にしている．

車の中からでも接続し，電子的会話が可能である．このシステムの長所はその
簡便性と費用にある．LINEなどに慣れている人であればすぐに画像転送を含め
た活用ができるし，患者ごとのアクセスコントロールも容易（それぞれの患者の
管理者がさらなる参加者を招待するという形式）である．もう1つの特徴は自身
のデバイスさえあれば，費用が全くかからないという点である．このことは
LINEやFacebookなどが無料で利用されているのと同様であるといわれれば理
解できよう．しかしこのシステムの問題点はあまりに構造が単純で，患者の医
療情報について十分な項目が設定されていない（たとえば病名欄，処方歴など
さえもない），データの標準化につながる作業がなされていないことにある．

（3）在宅医療システム（カナミックネットワーク社）

　株式会社カナミックネットワーク社の在宅医療システムは，同社が介護システムに付随して開発してきたシステムである[3]．MCSよりもさらに医療に特化した，電子カルテシステムらしい特徴があるが，それが逆に前者よりは登録や使用の煩雑さを招いているところがある．費用もMCSのように全く無償ということはないが，以前に比べれば一般の在宅診療医でも利用できる金額まで安価になってきたといえる．

　こうした在宅医療だけに特化したシステムから，さらに病院などとの連携を考えると，他の電子カルテシステムともリンクできることが必要であり，また逆にもっとマクロ的視点から眺めると，あじさいネット[4]など包括的EHRの一部として在宅医療を扱える仕組みがあれば，それで代用できるのではという考え方もできる．最終的に個人単位での健康データバンクであるPersonal Health Record（PHR）[5]が注目されてきているが，患者個人単位で扱われる点ではPHRの概念は在宅医療システムに近いものがある．

C ｜ ICTの活用 ─ ビッグデータの作成とその解析 ─

　さて第一段階の診療現場の情報共有化に続き，第二段階，第三段階は情報を収集・統合し，ビッグデータにして解析するということが今後考えられることである．そのようなことは在宅医療の現場には関係ないと思うだろうが，これは実はとても重要なことである．すでに病院情報システム，たとえば全国の国立大学病院，国立医療センターなどの情報の統合や，レセプト情報・特定健診等情報データベース（National Database：NDB）といわれる1億3千万人のレセプト情報のデータベース[6]，National Clinical Database（NCD）と呼ばれる外科手術症例のデータベースなど，さまざまな情報が集まり，統合されようとしている．このような時代に在宅医療システムからどのような情報が収集されるかということは，在宅医療がどのような内容の業務を行っているかを示すとともに，在宅医療の質を表すことにもつながる．逆に言えば，これが集まらなければ医療全体の中で在宅医療だけが空白のエリアになってしまう．この意味で高所から俯瞰したときには，在宅医療システムが単にお互いの連絡帳だけの

機能ではなく，もう少し医療に特化した仕組みでなければならないことが求められるのである．

おわりに

　このように在宅医療システムは在宅医療の中だけでなく，いずれ病院情報システム，介護システムとのつながりも考えて普及していく必要がある．そして組織を越えた個人単位での医療情報の集まりであることから，すべての医療情報システムのつなぎ役として，またPHRへの転換においても重要な立ち位置にあると考えている．

― 文献 ―

1）長谷川敬子, 五喜田智子, 藤本英美, ほか：在宅終末期看護とIT. 癌と化学療法. 2002：29（Suppl 3）：432-5.
2）Medical Care STATION　https://www.medical-care.net/html/about/
3）カナミック在宅医療システム　https://www.kanamic.net/medical/
4）松本武浩：「在宅医療における電子カルテについて教えて下さい」, 在宅医療マネジメント Q&A, 日本医事新報社, 2016.
5）Nazi KM, Hogan TP, Wagner TH, et al : Embracing a health services research perspective on personal health records : lessons learned from the VA My HealtheVet system. J Gen Intern Med. 2010 ; 25（Suppl 1）: 62-7.
6）今村知明：地域横断的な医療介護情報の ICT 化により, 世界最先端の臨床研究基盤等の構築を加速するための研究. 日本医療研究開発機構総括研究報告書, 2016.

〔高林克日己〕

6 ICT（情報通信技術）②
― 在宅医療分野における
長崎「あじさいネット」の取り組み ―

はじめに

　地域完結型医療が普及しつつある中，急性期病院の入院日数は年々短縮化し，いよいよ1つの医療機関では治療が完結しない状態が日常化しつつある．そのような中，転院前の医療機関から転院後の医療機関への情報提供はより密度の高い内容が求められ，連携の強化が必要とされている．このような連携において，情報通信技術（information and communication technology：ICT）を使った医療情報ネットワークは最適であり，全国に広がりつつある[1]．一方，2025年問題を目前に控え，病院から在宅医療へ直接移行するケースも増えつつあり，在宅医療の位置づけは，病院診療においても今後ますます重要になってくるものと思われる．なお，医療連携同様に在宅・介護においてもICTを使ったネットワーク化や必要な情報のオンライン共有が進みつつある．ここでは全国的な動向と長崎県での「あじさいネット」を使った取り組みについて概説する．

A ICTを使った医療情報ネットワークの普及

　医療分野のICT化は電子カルテ導入を中心に進められているが，2015年時点の400床以上の医療機関における電子カルテ導入率は70.1％に達しており，今や全大学病院や多くの教育指定病院では電子カルテ利用が主流である[2]．電子カルテにはさまざまな利点があるが，暗号化したインターネットを使って各病院の電子カルテを接続すれば，大量の診療情報を瞬時に他の医療機関と共有することが可能となる．これがICTを使った地域医療情報システムである．このようなシステム逆紹介推進を中心とした病院完結型から地域完結型医療への移行の中で特に重要視され，2000年以降さまざまな公的資金により構築されてきた．2009年度から始まった地域医療再生基金は全都道府県が対象となったため，多くの地域に広がった．その結果，日医総研が実施した2014年のアンケート調

査では全国の234もの地域で運用あるいは準備がされていると報告されている[3].

B 在宅医療や介護分野におけるICT利用

　在宅医療においてもICTを使った情報共有が進みつつある．質の高い在宅医療提供のためには多職種チームによる情報共有が必須である．しかしながら多くは，所属する医療機関や組織が異なるため十分な情報共有が容易ではない．このため患者宅に用意された患者ノートに身体状況や治療，処置などを書き残すことで情報共有を行っているケースが多い．このノートにより訪問時には最近の状況を把握することができるが，緊急時の電話連絡を除けば，訪問しなければ患者の情報が手に入らない．このため，在宅診療・介護情報を電子化・集約化し，医療，介護提供者が訪問後，コンピュータ端末やタブレットPCなどを利用して記録するICT活用が進みつつあり，リアルタイムな情報共有を可能としている．

　在宅・介護分野でのICT利用には大まかに3パターンあり，1つめが，ICTを利用した地域医療情報システムの中で最も多く採用されているNEC（開発：株式会社SEC）社のID-Linkシステムや富士通株式会社のHuman Bridge EHRソリューションシステムなどを利用するものである．これらは地域の拠点病院の電子カルテ情報を診療所や薬局，医療関連施設などで共有する方法で主に利用されているが，これらには，閲覧利用している医療機関側からも患者レコード単位に訪問診療や看護内容を記録する機能があり，これを利用し，患者ごとに多職種の担当者を登録し，チーム全員で記録情報を共有する方法である．2つめは株式会社カナミックネットワークの在宅医療システムや山形県の鶴岡地区医師会が開発したNet4Uなどの在宅医療に特化した専用システムを使って情報を共有するケースである．これらは在宅介護の専用システムだけに，単なる多職種間の情報共有だけにとどまらず，在宅介護関連業務に必要な機能を多く併せもつことが特徴である．3つめはスマートフォンのLINEのようなソーシャルネットワーキングサービス（social networking service：SNS）を使っているケースであり，費用負担が少なく手軽に情報共有できる点が特徴である．一方，共有する情報の種類には，多職種間の簡単な意見交換や情報共有を目的とした比較的自由なコメントを共有するものに加え，機能的自立度評価表（Functional

Independence Measure：FIM）やバーサル・インデックス（Barthel Index：BI）などの機能評価指標などの介護に特有な情報の共有，さらにはこれらの情報や病名，投薬内容など訪問診療，訪問看護・介護に必要な情報を項目別に整理した患者別介護サマリーとしての情報などがある．

C ICT を使った在宅医療情報共有システムの課題

　このような在宅医療情報共有システムを利用するためには，日常使っているカルテや業務記録とは別に端末入力する必要があり，二重入力の負担や使用料，セキュリティ確保の問題などが課題とされている．また，施設内の業務記録が電子化されている場合は，このようなシステムと「あじさいネット」のような地域医療情報システムとの情報の自動連携や相互情報共有は一般に容易でなく，その結果，医療と介護間の切れ目ない連携が難しいという点も指摘されている．さらに2つめのケースでは地域医療情報システムと在宅介護専門システムの両者のコストを負担することになる点も課題である．なお，3つめの取り組みでは利用料が無料のものもあり，コスト面では有利であるが，保存されている診療・介護情報の取り扱いや管理に関しては運営会社次第であるので，セキュリティ面が課題とされている．

D 在宅医療における「あじさいネット」の取り組み

　長崎県の「あじさいネット」は，地域の拠点病院の電子カルテ情報を多くの医療機関で共有する取り組みとして，2004 年に長崎県の中央部に位置する人口約 9 万人の大村市から運用が始まり，2009 年に県南部，県庁所在地の長崎市，2012 年に県北部に加え離島地域も参加し，現在では長崎県全域の拠点病院 34 医療機関の電子カルテ情報を，約 330 の医療機関が共有する広域 ICT 連携へと広がった[4~6]（図Ⅳ-6-1）．現在，約 63,000 人の患者情報が共有されているが，利用施設，登録患者数のいずれも日々増え続け，全国でも最大規模の ICT 連携へと発展した．在宅介護分野での利用は， B の 1 つめに紹介した ID-Link システムや Human Bridge EHR ソリューションシステムを利用したものである．具体的には患者ごとに多職種の担当者（在宅主治医，副主治医，訪問看護師，訪問

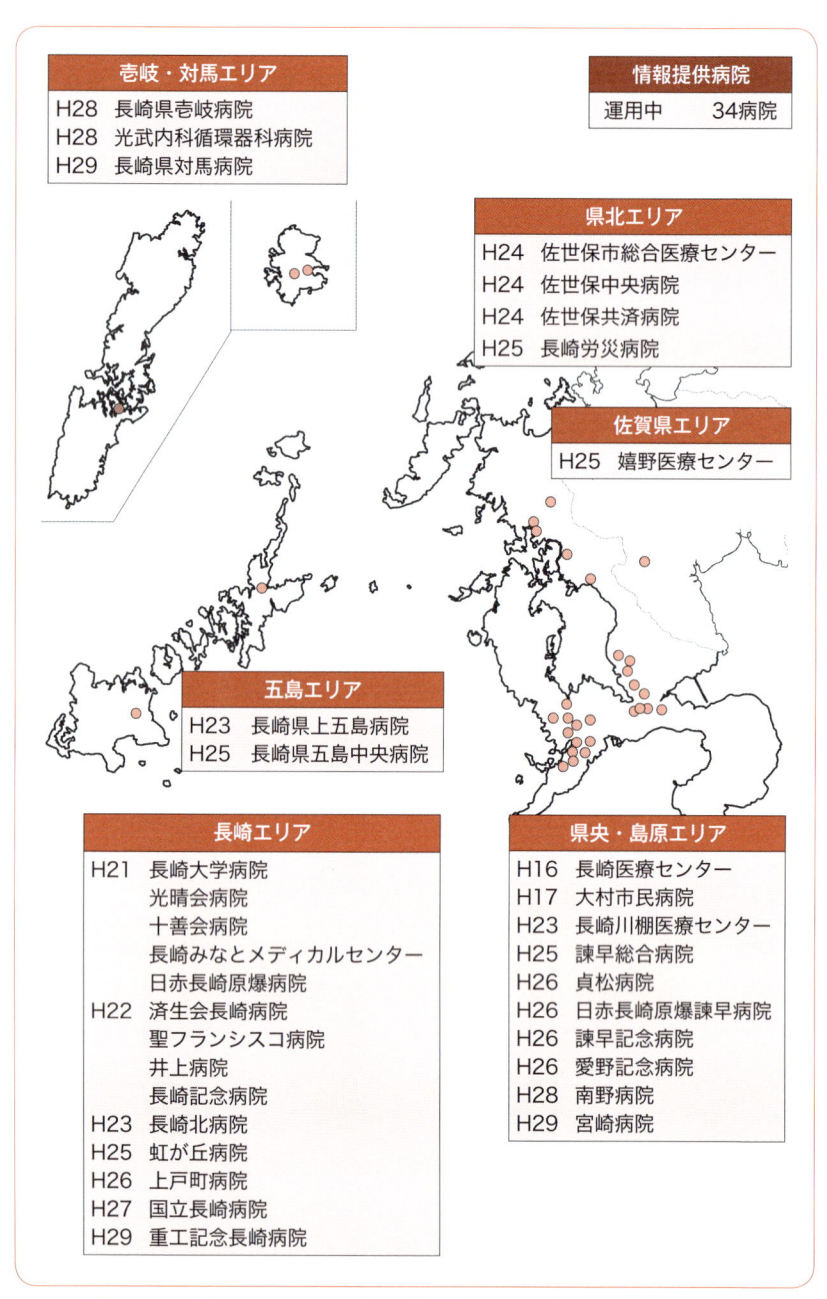

壱岐・対馬エリア
- H28　長崎県壱岐病院
- H28　光武内科循環器科病院
- H29　長崎県対馬病院

情報提供病院
- 運用中　　34病院

県北エリア
- H24　佐世保市総合医療センター
- H24　佐世保中央病院
- H24　佐世保共済病院
- H25　長崎労災病院

佐賀県エリア
- H25　嬉野医療センター

五島エリア
- H23　長崎県上五島病院
- H25　長崎県五島中央病院

長崎エリア
- H21　長崎大学病院
- 　　　光晴会病院
- 　　　十善会病院
- 　　　長崎みなとメディカルセンター
- 　　　日赤長崎原爆病院
- H22　済生会長崎病院
- 　　　聖フランシスコ病院
- 　　　井上病院
- 　　　長崎記念病院
- H23　長崎北病院
- H25　虹が丘病院
- H26　上戸町病院
- H27　国立長崎病院
- H29　重工記念長崎病院

県央・島原エリア
- H16　長崎医療センター
- H17　大村市民病院
- H23　長崎川棚医療センター
- H25　諫早総合病院
- H26　貞松病院
- H26　日赤長崎原爆諫早病院
- H26　諫早記念病院
- H26　愛野記念病院
- H28　南野病院
- H29　宮崎病院

図Ⅳ-6-1　「あじさいネット」の情報提供病院（2017 年 12 月現在）

（あじさいネット見学資料 Ver. 21.0，p.13 より抜粋）

薬剤師，ケアマネジャー，サポート専門医，紹介元病院看護師など）をチームとして「あじさいネット」に登録し，診療，介護で訪問時あるいは訪問後にチームが共有すべき患者情報を登録する．登録時点でチーム全員に向け携帯電話メールなどに，新たな記録が登録されたことを知らせる通知メールが届き，その時点で情報を共有する．これにより患者宅ノートでは実現できなかった迅速な情報把握，すなわち，チームメンバーの誰かが訪問するたびに，最新の状況が自医療機関に居ながらにして把握でき，適時，適切な対応に貢献している．

　また，同時にモバイルタブレットである iPad が同等のセキュリティレベルで利用できるようになったことで，患者宅での正確な検査データや CT，MRI などの高度医療機器の結果を踏まえた診療や説明が可能となった点に加え，iPad のカメラ機能により皮膚所見などの正確な共有や，これをスキャナとして利用することで，処方箋内容や紙媒体による検査結果や報告書などを簡単迅速に共有できるようになり，入力の負担を軽減している．一方，課題とされた業務システム入力や報告書などとの二重入力問題も，業務システムで記載した記録や報告書を撮影し，システムにアップロードすることでこの問題も解決しつつある．さらに本方式においては同一プラットフォーム上に地域医療情報システム

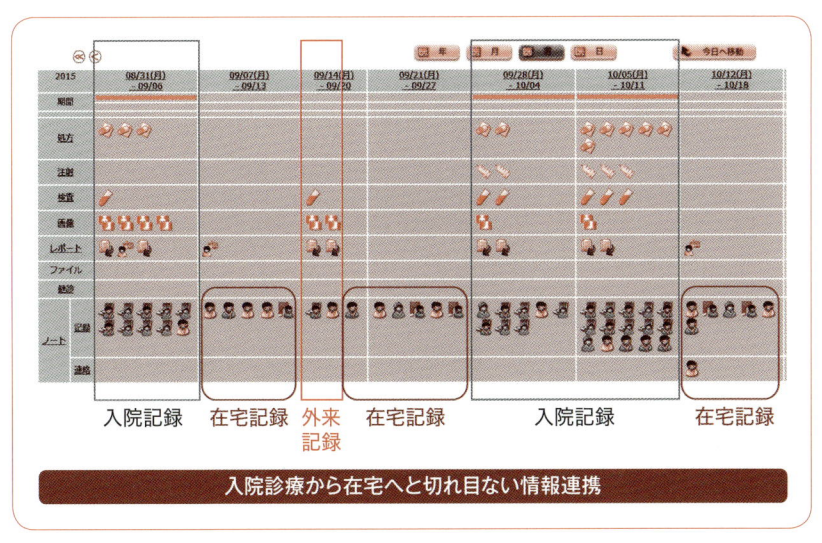

図Ⅳ-6-2　病院医療と在宅診療・介護の連続記録
（あじさいネット見学資料 Ver. 21.0，p.75 より抜粋）

としての検査結果や記録および在宅・介護システムとしての情報が共存しているため，医療と介護間の切れ目ない連携を実現している（**図Ⅳ-6-2**）．これらの取り組みにより，病院関係者は，在宅での記録を閲覧することで，これまでわからなかった在宅移行後の経過や最期に至る正確な経過，予後を知ることができるようになった．在宅関係者は在宅移行前の状況や，再入院後の入院経過などを含め，病状を継続的に把握できるようになったため，再入院後の再在宅移行すらも実現している．

また，在宅医が実施した採血検査は，ほとんどが外注検査会社を利用しているが，あじさいネットでは，外注検査会社から外注検査の結果をデータとして専用サーバに受け取ることで，在宅医があじさいネット上で検査結果を確認できる上に，この結果を在宅チームで共有できる機能ももっている．この点も在宅医療の質向上に貢献し，検査データ共有の手間も省いている．なお，地域医療情報システムと在宅・介護システムが，同一プラットフォームを利用しているため，追加のコストは発生していない．この点も有利であるため現時点では最も有効な選択肢の１つと考えられる．

― 文献 ―

1）松本武浩：2.6：地域医療連携情報システム．医療情報 第5版 医療情報システム編，p.75-82，篠原出版新社，2016.
2）JAHIS：オーダリング電子カルテ導入調査報告 2016年版（平成28年）.
　 https://www.jahis.jp/action/id=57?contents_type=23
3）日本医師会総合政策研究機構：ITを利用した全国地域医療連携の概況（2014年度版）.
　 http://www.jmari.med.or.jp/download/WP357.pdf
4）松本武浩：地域医療連携のIT化．日臨内科医会誌．2009；24（1）：59-64.
5）松本武浩：地域医療ICT連携が診療所で十分に機能するための条件 ― 長崎県での地域医療ICTネットワーク「あじさいネット」運用を例に ―．新医療．2011；38（9）：32-7.
6）あじさいネット公式ホームページ　http://www.ajisai-net.org/ajisai/index.htm

〔松本武浩〕

7 ICT(情報通信技術) ③
─ 病院スタッフが在宅医療で
活躍できる医介連携専用SNSの実際 ─

　栃木県では，病院スタッフが，医介連携専用のソーシャルネットワーキングサービス（social networking service：SNS）を活用して，在宅の多職種と密に連携することにより，在宅医療での活躍が可能になっているので，その実際を紹介する．

A 在宅医療に最も適したICTである医介連携専用SNS

　在宅医療では多職種間の連携が必須となるが，病院スタッフと多職種の在宅スタッフでは，働く場所や時間，残す記録がバラバラであるため，従来の電話・Fax・郵送・面会などの1対1の連絡手段では，全体の連携が困難であった．現在では情報通信技術（information and communication technology：ICT）ネットワークを使い，病院スタッフが患者宅を訪問しない場合でも，病院内にいながら，自分の都合のよい時間に在宅スタッフと密なやり取りをすることで，在宅医療で活躍できるようになっている．

　医介連携のICTネットワークの目的は，患者の日々の状態，特に，褥瘡，疼痛，不安などの問題点や対処の結果について，多職種の間で，報告，検討，相談，助言，指示などを互いに行い，全体の方針を決定し周知する「全員参加の毎日カンファレンス」であり，その実現には，頻繁なやりとりが簡単にできるコミュニケーション機能が必須となる．現在，コミュニケーション機能が最も優れているICTはSNSであるが，患者の医療介護にかかわる機微性の高い情報を扱うため，情報漏洩の危険があるLINEやFacebookなどの公開型SNSではなく，セキュリティが確保された医介連携専用のSNSを使うべきである．

　そこで，栃木県では，2014年から，「完全非公開型・医療介護専用SNS MedicalCare Station（メディカルケアステーション）」（以下，MCS）を，県統一の医介連携ネットワークとして採用し，「どこでも連絡帳」と命名して，栃木

県医師会が各職種の団体と協力して運営している.

B 医介連携専用 SNS を活用した病院スタッフの活躍の実際

MCS には,「患者タイムライン」「リクエスト」「グループ」の連携方法があり,病院スタッフが参加することで,退院・入院の円滑化,在宅患者の支援,地域多職種との交流が可能になる.その内容は以下の通りである.

(1) 患者タイムライン：一人ひとりの患者に関するコミュニケーションの場

患者の同意を得た上で,患者ごとに「患者タイムライン」を作成し,担当するスタッフの間で「毎日カンファレンス」を行う.MCS の機能として,文章だけでなく,在宅医療で重要な情報となる褥瘡や皮膚の状態などの写真,体の動きや発声などのビデオや音声,また,既存の手書きの記録や印刷物の画像,Word,Excel,PDF のファイルなど,多様な形式の情報を添付して,簡単にやりとり

いつでも 四郎 看護師（長島整形外科）
本日訪問時の仙骨部褥瘡の写真です。前回と変化ありませんでした。

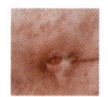
褥瘡の写真

どこでも 三郎 医師（どこでもクリニック）
胸部X線では、異常ありませんでした。

X線画像

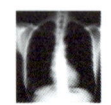
どこでも 三郎 医師（どこでもクリニック）
血液検査結果です。腎機能に問題ありませんでした。

紙の資料

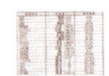

どこでも 三郎 医師（どこでもクリニック）
本日の訪問リハビリのビデオです。
📎 capturedvideo.MOV

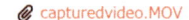
ビデオ・音声ファイル

ケア マネオ 介護支援専門員・ケアマネジャー
サービス担当者会議録のワード・ファイルです。
📎 XX月XX日サービス会議録.docx

Word・Excel PDFなどのファイル

図Ⅳ-7-1 患者タイムラインに添付可能なファイル

できる（**図Ⅳ-7-1**）．その活用により，以下の効果がある．

❶退院時カンファレンスの補完：対面での退院時カンファレンスには，多忙のため参加できないスタッフが多い．時間が短いという制限があるので，病院と在宅スタッフが参加する患者タイムラインを対面会議の補完として使い，病院から在宅への十分な引き継ぎが行われることで，在宅スタッフや患者・家族の安心感が高まり，より円滑な退院が可能となる．

❷在宅患者支援：退院後も，病院スタッフが患者タイムラインに参加することで，在宅スタッフに入院中の患者の情報を伝えたり，専門的な助言をする在宅支援が可能になる．その結果，経験や知識が十分でなく不安を感じている在宅スタッフでも，患者を引き受けやすくなる．患者・家族にとっても，退院後も，病院スタッフとつながりが続くことで，病院から切り離されたという不安を和らげることができる．病院の医師が多忙のため参加できない場合は，地域連携室・退院支援室の医療ソーシャルワーカー，看護師などのスタッフだけが参加して，橋渡し役を行ってもよい．病院の医師が在宅の主治医になる場合には，在宅スタッフから電話での連絡が取りにくいことが多く，患者タイムラインの利用は，特に有用である．

❸入院前状況把握：「ときどき入院，ほぼ在宅」といわれるように，急性増悪時や疼痛管理の不良など，在宅での医療が困難な状態になった場合は，入院が必要となる．その際，患者タイムラインで，入院前の状況を把握していれば，病院での受け入れ体制を整えやすく，入院時期の判断も迅速にしやすい．また，救急搬送されてきた場合も，対応がしやすくなる．

❹患者・家族が参加するタイムライン：通常使用する「スタッフ間だけのタイムライン」とは別に，患者・家族も参加するタイムラインが作成できる．患者・家族から24時間365日の情報提供が可能になる，訪問時の会話が困難な状態の患者ともコミュニケーションがとれる，別居中の家族が患者の状態を把握できるなどのメリットがある．病院スタッフにとっては，在宅医療だけでなく，認知症ケアパス，循環型クリニカルパスなど，より広い分野での利用が可能となる．患者・住民とのコミュニケーションに使えることから，健診後の指導，重篤な副作用が予想される薬剤や，治療後のフォローなどでの活用も期待できる．

❺患者タイムラインの効果の評価：「どこでも連絡帳」を利用した多職種へのア

ンケート調査の結果では，従来の連絡手段と比べ，より迅速・頻繁・きめ細やかで正確な情報のやり取りが可能になり，在宅医療の質と安全性が向上したという実感があり，患者・家族の安心感も高くなっている．また，病院と在宅スタッフ間の一体感・連帯感も生まれている．医師以外のスタッフが，医師に対して抱く「気持ちの面での垣根」が低くなる効果もあった．やり取りを行うことで，人と人のつながりが深まるという SNS ならではの効果である．さらに，ほかの参加者の書き込みを読むことで，勉強になるという臨床実習効果もあった．

(2) 入院・退院・往診・連携リクエスト

MCS のもつ「リクエスト機能」を使うと，複数の施設に対し，一度に，入院・退院・往診・連携を依頼するメッセージを送ることができる．一施設ずつ電話で依頼するよりも，大幅に手間が減る．さらに，受け入れ先の施設が決まれば，患者タイムラインに参加してもらうことで，引き継ぎが可能になる．受け入れ先の調整が頻回に必要となる病院の地域連携室・退院支援室や地域包括支援センターでの利用が特に有用である．

(3) グループ：地域の医療介護の状況に関するコミュニケーション

MCS では，地域のスタッフの間で情報交換や交流を行う電子会議室・交流室の機能をもつ「グループ」を自由に作成することができる．実際に栃木県では，各地域で目的別の多数のグループをつくり，連絡網として利用し，活発な話し合いもされている．病院では，スタッフ間や病院と関係のある地域の複数の施設との間の連絡網としても利用できる．

(4) その他の機能

2017 年度より運用する栃木県全域の MCS 連携機能がある「医療介護資源検索マップ」では，ウェブ上で検索した施設に対し，そのまま，「どこでも連絡帳」を使って連絡や患者タイムラインへ招待ができるため，検索と連携がネット上でシームレスにつながる．

また，「どこでも連絡帳」から，栃木県全域の医療機関（病病・病診）連携ネットワークである「とちまるネット」へ情報を送信する連携ツールも利用できるよ

うになる.

　平成27年9月関東・東北豪雨の際，停電や交通遮断が起こったが，「どこでも連絡帳」はスマホで自宅からも使えるため，連絡網として有用であった．したがって，災害時の緊急連絡網としても活用できる.

C 将来の地域包括ケアシステムにおける医介連携専用 SNS の可能性

　将来，在宅医療の基盤となる地域包括ケアシステムでは，医療・介護に加え，住まい・予防・生活支援が一体的に提供されるため，在宅医療のスタッフに加え，地域のネットワーク，行政，さらには患者や家族も含む広範囲の連携が必要となるが，MCS の「患者タイムライン」「リクエスト」「グループ」の機能により対応が可能となる．さらに，MCS は全国で利用が可能であるため，都道府県の境を越えてつながることができる．したがって，MCS は，施設・職種・地域・制度・システムという縦割りの垣根を越えて，日本中のスタッフと患者・家族がつながる「地域包括ケアシステムのコミュニケーション基盤」となることが期待できる.

― 文献 ―

・長島公之：医介連携 SNS「どこでも連絡帳」と地域医療連携システム「とちまるネット」併用運用による地域包括ケア実現. 新医療. 2017；44（5）：97-100.
・長島公之：多職種間での情報共有推進 ― 医療・介護連携における，ICT を活用したコミュニケーションによる情報共有の有用性. 新医療. 2016；43（10）：84-7.
・長島公之：地域包括ケアシステムの構築に活用できる IT 技術. 理療ジャーナル. 2015；49（8）：719-24.
・栃木県統一 医介連携ネットワークシステム「どこでも連絡帳」 http://dokoren.jp/
・栃木県地域医療連携ネットワーク「とちまるネット」 http://tochimarunet.jp/

〔長島公之〕

V これからの病院・在宅医療連携を見すえて

1 病院・在宅医療連携研修の実際

はじめに

　これまで，在宅医療に関する研修会は，主に在宅医療・在宅ケア従事者および行政担当者を対象に行われてきた．そして，病院従事者に対する研修あるいは，病院従事者を交えた研修会はあまり試みられなかった．しかし，「在宅患者の多くは病院から導入」されるのであり，在宅医療開始に病院スタッフは大きな役割を担っている．病院スタッフが「在宅医療という選択肢を思いつき，在宅医療現場に円滑に帰す」という，この「在宅医療の入口」を患者がうまく通過して在宅医療につながるかどうかは，在宅医療推進の根幹にかかわる．

　この認識から，「病院側が上手に患者を自宅に帰し，在宅医療側が上手に受け入れる」ための研修会が必要と考え，筆者らは実践を蓄積してきた．本項では，この病院・在宅医療連携研修会について記載する．

A ｜ 誰が在宅医療を学ぶべきか

　筆者らは「平成 19 年度 国立長寿医療研究センター在宅医療推進会議」での「人材養成の作業部会」報告で，在宅医療の研修対象者について記載した．この報告書は，医師，看護師，歯科医師，薬剤師について記載しているが，たとえば，医師であれば，①医学部学生，②臨床研修医，③地域の現場で働く医師，④病院の医師，の 4 つを在宅医療の研修対象者としてあげた．つまり，④病院のスタッフに在宅医療を知ってもらうことの重要性について指摘した．

　にもかかわらず，その後，残念なことに，在宅医療に関する研修会は，在宅医療・在宅ケア従事者および行政担当者を主な対象に行われてきた．しかし，在宅患者の多くは病院で発生する．つまり，在宅患者の源泉である病院が，在宅医療という選択を患者に提案し，在宅医療従事者と積極的に連携し，在宅医療に円滑に導入できることが，在宅医療推進の根幹であると筆者らは考えた．一方，在宅医療側も，病院からしっかり患者を受け取り，在宅療養を根付かせ

ることが在宅医療推進の根幹である．この認識から筆者らは，国立長寿医療研究センター在宅連携医療部を中心に，病院・在宅医療連携研修会を企画・実施してきた．

B｜病院・在宅医療連携研修会において期待される効果

本研修会は，「病院スタッフが在宅医療を学び，在宅スタッフは病院のことを学ぶこと」「在宅医療現場への円滑な導入に相互が注力すること」を目標として開始された．本研修会は，「在宅医療連携」「地域包括ケアへの貢献」を考えている病院管理職あるいは郡市区医師会が積極的に実施することが多い．

実際にやってみると，その効果ばかりでなく，当然だが，「病院スタッフと在宅医療スタッフが相互に知り合い親しくなる効果」がある．加えて，「意見交換の体験が楽しく感じる」という効果がわかってきた．

その結果，一度研修会に出席した他病院職員，出席した他地区医師会医師などが，自分のところでも行ってみようと決定し，実施する例が多い．

C｜決定から実施までのプロセス

本研修会は，病院が主体に行ってもよいし，地域で在宅医療を実践する医師が主体になって行ってもよい．病院が主体となるとき，病院が研修会実施を決定し，地区医師会などに呼び掛けて実施する．地域の医師が主体になるときには，近隣の病院を巻き込んで研修会を行うことになる．

いずれの場合も，郡市区医師会などの公的団体と連携しながら，研修会を実施するのが通例である．本研修会は，これまでは病院を場として行われることが多かったが，市民会館，医師会館などの公的な場を利用し，そこに病院スタッフと在宅医療スタッフが一堂に会して行われることもある．

D｜研修会のプログラム構成

研修会のプログラムは，大きく，前半の2つの講演と，後半のグループワークから構成される（表V-1-1）．

表Ⅴ-1-1　プログラムの例

時間[1]	内　容[2]	登壇者・演者・担当者
18:00	挨拶など	病院長・副院長，地区医師会役員など
18:10	講演「病院の行う退院支援」[2]	医療連携を積極的に行う病院の医師・看護師など
18:35	講演「在宅医療への導入」[2]	在宅医療を実践する医師（地区医師会医師）
19:00	グループワーク[3]	参加者全員
19:50	討論・まとめ	座長
20:10	講評	病院管理職または地区医師会役員など
20:15	終了	

＊1　開始時刻・終了時刻は，病院の都合に合わせて柔軟に設定する．
＊2　総合司会および講演の座長は，病院医師などが行うことが多い．
＊3　グループワークでは，仮想事例をもとに「模擬退院時カンファレンス」を行う．

(1) 講　演

　前半の講演では，①退院支援と，②在宅医療の2つを取り扱う．

　退院支援の講演では，「医療連携を積極的に行う病院」の医師・看護師らに登壇してもらう．講師は外部の講師でもよいし，研修会を実施する病院のスタッフでもよい．いずれにしろ，「在宅医療現場に患者を帰す努力」や，「病院の行う在宅医療支援」について述べてもらうのである．講師が研修会実施病院のスタッフの場合，その講演は「地域への病院のメッセージ」にもなる．

　在宅医療の講演では，地域で在宅医療を実践する医師に登壇してもらう．そして，「在宅医療側から見た病院との連携」について話してもらうのである．これにより，在宅医療のことを病院スタッフなどに知ってもらう効果を期待する．

(2) グループワーク

　グループワークでは，「模擬退院時カンファレンス」を行う．グループワークの構成は，1グループあたり6～8人とし，その内訳は，病院側（3～4人）と在宅医療側（3～4人）で構成する（表Ⅴ-1-2）．

　病院側からは，医師，病棟看護師，連携担当者（MSW，連携担当看護師）の三者にはできる限り参加してもらい，それ以外の職種（リハ専門職，薬剤師，管理栄養士，歯科医師など）が参加することも，歓迎している．在宅医療側からは，医師，訪問看護師，ケアマネジャーの三者にはできる限り参加してもらい，

表Ⅴ-1-2　グループワーク

構　成

病院側(3～4人)
　　医師(ベテランでも研修医でも，よい討論が可能)
　　病棟看護師
　　連携担当者(MSW，連携担当看護師)
　　それ以外の職種(リハ専門職，薬剤師，管理栄養士，歯科医師など)

在宅医療側(3～4人)
　　医師
　　訪問看護師
　　ケアマネジャー
　　それ以外の職種(リハ専門職，薬剤師，管理栄養士，歯科医師，介護職など)

タイムテーブルの例

19:00～19:05	グループワークの解説
19:05～19:10	自己紹介
19:10～19:15	医師・看護師からの事例説明
19:15～19:35	退院にあたり発生し得る医療・介護の問題点の抽出
19:35～19:50	具体的な退院後のケア内容の討論

主な論点

1. 必要な退院指導
2. 退院後の
　①医療体制，療養環境整備，体調変化時の対応
　②ケアプラン，介護認定変更の必要性
　③介護保険以外のサービス導入の必要性

それ以外の職種 (リハ専門職，薬剤師，管理栄養士，歯科医師など) が参加することも，歓迎している.

(3) 事例の選択

　グループワークでどのような事例を選択するかは，病院スタッフや，地区医師会役員らが相談して決定する．これまでの研修会では，医療依存度の高い事例よりは，誤嚥性肺炎などの比較的頻度の高い疾患が好まれた．がん末期事例，

在宅で医療処置が必要な例を採用した主催者は，比較的少数であった．これは，主に「在宅医療を行う開業医の多くが経験する可能性の高い事例」を選択したことによる．

(4) これまでの実績

　2014 年度は全国 3 か所（愛知県名古屋市，千葉県松戸市，神奈川県伊勢原市）で試行した．2015 年度は，5 か所（愛知県名古屋市，愛知県旭市，愛知県刈谷市，千葉県松戸市 2 か所，）で試行した．2016 年度は，19 か所（愛知県の 16 か所，千葉県松戸市，福岡県福岡市 2 か所）で実施した．2017 年度は，愛知県の各地，千葉県松戸市，福岡県福岡市，群馬県伊勢崎市，神奈川県藤沢市などで順次行われつつある．

おわりに

　これまでは，在宅医療推進は「在宅医療を行う人たち」に着目して行われてきた．しかし，これからの在宅医療推進は，「病院にどこまでかかわってもらえるか」にかかっていると信じている．このような研修会が全国各地に広まり，病院関係者と在宅医療関係者の連携が緊密になることを願っている．

〔和田忠志，永井智江〕

欧米における トランジショナル・ケアの現状

A トランジショナル・ケアとは

トランジショナル・ケア（transitional care：TC）[1]（図V-2-1）は「移行期ケア」と訳されることもあり[2]，病院から在宅医療・ケアへの移行など[3]（図V-2-2），病状の変化やそれに伴う治療・ケアの場が移行する際の，病院・入所施設・家庭などさまざまな現場で一貫した，かつ協調したケア（支援）を指す．移行期の患者の異なる医療・ケアの現場では，異なる医療・ケア従事者間において患者の既往歴，処方内容，介護認定や医療・介護に関する意向表明の情報が共有されないままに単独の医療・ケアが行われる傾向にあり，いわゆる「医療・ケアの断片化（fragmentation）」がみられる．TC は急性と慢性の症状が混じり合った，持続的で複雑な病態のケアに精通した多職種からなる医療・ケアチー

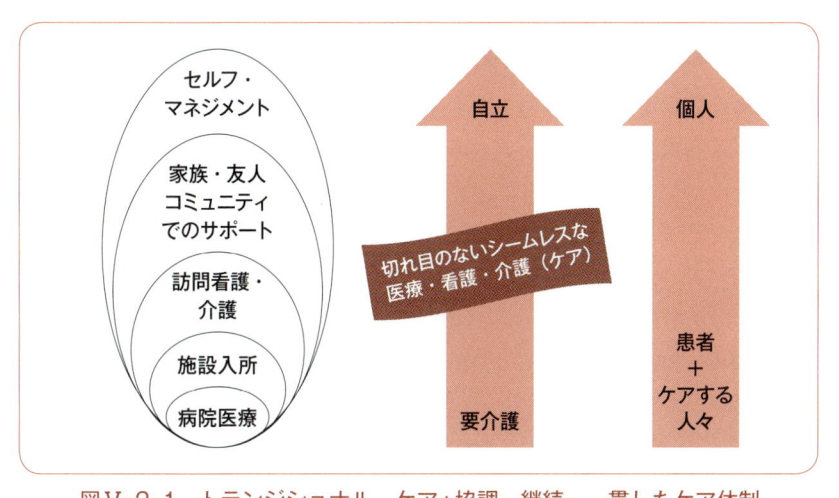

図V-2-1 トランジショナル・ケア：協調・継続・一貫したケア体制

トランジショナル・ケア[1,2]とは，協調・継続・一貫したケア体制である．患者本人から介護者まで，要介護から自立（自律）までを対象とする，セルフ・マネジメント教育から施設入所・入院まで切れ目のないシームレスな医療・看護・介護（ケア）を指す．

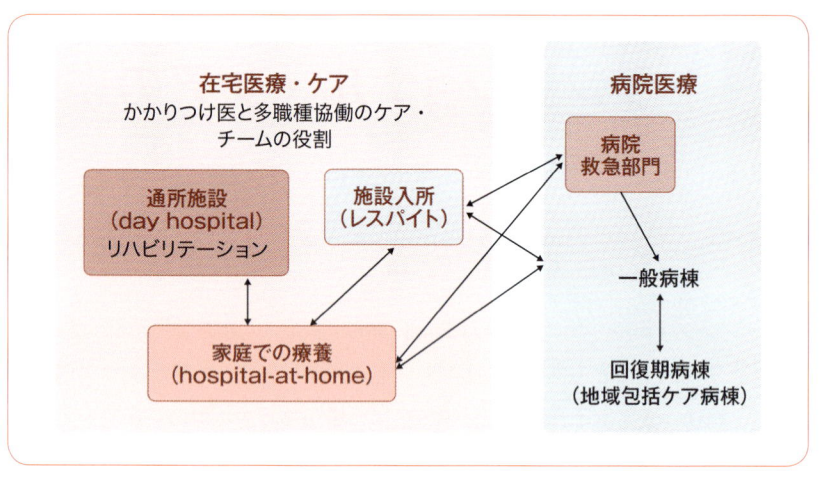

図Ⅴ-2-2　トランジショナル・ケアの実践の場

トランジショナル・ケア[1,2]は，在宅医療・ケアと病院医療をつなぎ[3]，在宅の場では家庭，入所施設，通所施設をつなぐ．病院内では救急部門と一般診療部門をつなぐ．Hospital-at-home あるいは patient-centered medical home（患者中心のメディカルホーム）[8]という枠組みも期待されている[16]．それぞれの場への移行の過程は，開かれた定期的なコミュニケーションに基づく多職種協働のチーム医療・ケアによってのみ可能になる．

ムが，患者のゴール設定・意向と病状に関する正確な情報に基づいた包括的な医療やケアの計画により実践される．TC では再診予約や訪問看護・介護の日程などのケアやマネジメントの要素（検査計画，経過観察計画や急性増悪時の対処法などを含む），患者・家族教育とチーム医療・ケア体制における多職種間の職能協調の調整がなされる[4]．

B 米国老年医学会の トランジショナル・ケアの立場表明（2003年）[1]

　米国老年医学会（American Geriatrics Society：AGS）医療制度委員会は，複雑な医療・ケアが継続的に必要な高齢者のために TC の質の向上宣言を表明した[1]（以下の①〜⑤）．

　① 医療・ケア従事者は患者・家族に，移行した先の現場での医療・ケアの準備を促し，TC の計画立案時から患者・家族と協働する．患者の意思決定能力の低下に備え，あらかじめ医療・ケアについての価値観と目的の確認を支援・共有し，同時に医療代理人を指名するために患者・家族と医療・

ケア従事者間のコミュニケーションの過程であるアドバンス・ケア・プランニング（advance care planning：ACP）の機会が提供される.

② TC の質の向上には多職種協働の枠組みで職種間の双方向の継続したコミュニケーションが必須である. プロブレムリスト, 処方内容, アレルギー, ACP の議論, 身体・認知機能, 家族とケアマネジャーの連絡先の情報が, 効果的かつ効率よく共有される[4].

③ TC の質を向上させる医療制度改革を提案する.

④ 移行期の患者を支えるすべての職種のために TC の研修体制を整備する.

⑤ TC を研究し, 改善させる. 複雑な医療・ケアを要する患者・家族が医療・ケアの意向を表明し, 移行してゆく医療・ケアの現場でのセルフマネジメントを教化する方策, 効果的で効率よい研修体制構築, 業績評価指標の開発, 情報通信技術（information and communication technology：ICT）の利用法などが課題としてあげられた.

2009 年に AGS は高齢慢性疾患患者の包括的ケアの成功モデルとして, TC が円滑・安全でより効率のよい医療・ケアの場の移行を可能にすると報告した[5].

C | トランジショナル・ケアの主体

TC の AGS 立場表明[1]（2003 年）の著者である米国コロラドの Coleman らは TC の無作為化比較試験（RCT）で, 退院後 30 日と 90 日の再入院率と, 90 日と 180 日の入院費用の軽減を報告した[6]. Transition coach というナースプラクティショナー（nurse practitioner：NP）が中心となり, ①服薬指導, ②患者中心の診療録, ③綿密な医師の経過観察体制, ④増悪時のセルフマネジメントを可能にする "red flag" システム, の 4 本柱からなる Care Transitions Intervention（CTI）を実践した. Transition coach は一貫して患者・家族を含んだ医療・ケアの現場でのコミュニケーションを強化し, 積極的に医療・ケアに参加すべくセルフマネジメント教育を徹底し, 医療・ケアの意向表明を促す.

Coleman らは, ①施設間の情報共有システムの不備と TC の経済的裏付けの不足という制度の課題, ②医療・ケア従事者間の職種や施設の障壁という臨床上の課題, ③知識や移行への準備不足, 言語, 宗教などの患者関連の課題を示した[4].

　米国フィラデルフィアの Naylor らは Transitional Care Model という NP が主体の，包括的で多職種協働の個別化されたプログラムで，心不全患者の RCT で退院後 52 週の再入院率と再入院・救急医療・訪問診療の費用の軽減を 2004 年に報告した[7]．

　Naylor らは TC の場を hospital‒at‒home（HaH）（在宅医療の一型）[8] や day hospital（日帰り）を含む病院の入退院時と同施設間での緊急・急性期と慢性期の病棟の間において[3]（図V-2-2），患者と医療・ケア従事者をつなぎ，安全かつ適切な時期に医療・ケアの移行を可能にすると述べた．

　Naylor らは 2011 年に TC が医療・ケアの質を向上し，再入院率と医療費を軽減したという 21 本の RCT からなるシステマティックレビュー（systematic review：SR）を報告した[9]．TC 専任の NP や Transition coach が退院調整に期間限定で綿密かつ個別の経過観察を加えることが，単なる退院調整との違いであることが示された．ICT を利用した遠隔医療の可能性も言及された．

D 各国からのトランジショナル・ケアの報告例

1. 2011 年，フランス（パリ）の老年科医による老年病棟の OMAGE（Optimization of Medication in AGEd）研究[10] では，退院後 3 か月の再入院と救急外来受診の軽減が報告された．
2. 2014 年，スウェーデンから救急搬送を要請した高齢者を，入院前に専門の外来看護師が救急外来・地域の救急センター・老年病棟へ有効にトリアージできたことが報告された[11]．TC の病院・救急外来での入口戦略の参考になることが期待される．
3. 2015 年，香港より高齢慢性心不全患者の専任看護師による TC が，入院期間と死亡率の軽減とセルフケアと HRQOL（health‒related quality of life）の向上を報告した[12]．
4. 2015 年，米国インディアナポリスの専任 NP による，救急医療搬送を軽減し，慢性疾患管理を向上し，組織的な ACP の支援・共有体制に基づく緩和ケアからなる Optimizing Patient Transfers, Impacting medical Quality, and Improving Symptoms（OPTIMISTIC）モデルの，長期期間施設入所中の高齢者の避け得るべき緊急入院と，それに伴う回復期病棟入院期間の減少が示

された [13].

5. 2016年，香港の人生最終段階の心不全患者の在宅緩和ケア主体の TC モデルが報告され，再入院率の軽減と HRQOL の向上が示された [14].

6. 2016年，オランダから Transitional Care Bridge という，地域ケア NP が高齢者総合機能評価（Comprehensive Geriatric Assessment：CGA）に基づく TC の計画を立案・実践する RCT で，入院後 1 か月と 6 か月の死亡を減少させたことを報告した [15]．オランダでは充実したプライマリ・ケアの効果でもとより再入院が少ないという考察が興味深い．地域の特性や実情に応じた医療制度設計が重要であろう．

E トランジショナル・ケアの考察

ケアの協調（coordination）という観点から，慢性疾患患者の医療の質と費用について，15 本の RCT の考察 [16] では，再入院率を軽減する，患者・家族との直接的なコミュニケーションを重視した TC モデルが最も有効とされた．この報告では HaH [8] の期待も記載された．編集者はこの報告に質と費用の同時追求の困難さを記載した．

介護施設入所高齢者の不要な入院や避け得るべき救急搬送を減少させて医療の質を向上し，不必要な合併症や医療費を軽減しようという提案が 2011 年になされた [17].

退院時の病院担当医とかかりつけ医のコミュニケーション不足はまれではなく，有害事象の原因となることが 2007 年に報告された [18].

医療安全の観点から TC を考察した 2013 年のシステマティックレビュー [19] は TC の安全面での優位性を示すには至らなかったが，Coleman らの CTI が多彩な現場と患者群に適用された実績を評価した．

米国保健福祉省は CTI や TC モデルを受けて，2013 年より高齢者医療制度改革（いわゆるオバマケアの一環）に基づく TC に対する医療給付を始めた [2].

おわりに：わが国のトランジショナル・ケア

2017 年の日本老年医学会雑誌に，要介護高齢者のためのトランジショナル・ケア（TC）プログラムは，「地域包括ケアシステム」構築のために喫緊の課題と

記載された[2]．宇佐美らは TC を NP が実践する在宅療養移行支援として捉えたアンケート調査で，NP の包括的な患者評価に基づくチーム医療・ケアが，在宅療養の質の向上につながる可能性を報告した[20]．

本書では，わが国での TC の理念の解釈と実践に加え，地域の基幹病院での TC 研修会が記載されているので（p.143），本項と比較されたい．

世界最長寿国で国民皆保険のわが国において，その医療と社会・経済の実情に即した TC の枠組みが整備され，真の高齢者の安心・安全が提供される地域包括ケアシステム構築が待たれる．

― 文献 ―

1）Coleman EA, Boult C, American Geriatric Society Health Care Systems Committee：Improving the quality of transitional care for persons with complex care needs. J Am Geriatr Soc. 2003；51（4）：556-7.

2）光武誠吾, 石崎達郎：4. 要介護高齢者の移行期ケアプログラムの現状について 要介護高齢者を取り巻く環境と経済. 日老医誌. 2017；54（1）：41-9.

3）Naylor M, Keating SA：Transitional Care. Am J Nurs. 2008；108（9）：58-63.

4）Coleman EA：Falling through the cracks：Challenges and opportunities for improving transitional care for persons with continuous complex care needs. J Am Geriatr Soc. 2003；51（4）：549-55.

5）Boult C, Green AF, Boult LB, et al：Successful models of comprehensive care for older adults with chronic conditions：evidence for the Institute of Medicine's "retooling for an aging America" report. J Am Geriatr Soc. 2009；57（12）：2328-37.

6）Coleman EA, Parry C, Chalmers S, et al：The care transitions intervention：results of a randomized controlled trial. Arch Intern Med. 2006；166（17）：1822-8.

7）Naylor MD, Brooten DA, Campbell RL, et al：Transitional care of older adults hospitalized with heart failure：a randomized, controlled trial. J Am Geriatr Soc. 2004；52（5）：675-84.

8）日本内科学会専門医部会地域医療教育プログラムワーキンググループ, 宮田靖志, 向原　圭, ほか：患者中心のメディカルホーム（Patient-Centered Medical Home：PCMH）の概念紹介にあたって. 日内会誌. 2015；104（1）：139-40.

9）Naylor MD, Aiken LH, Kurtzman ET, et al：The care span：The importance of transitional care in achieving health reform. Health Aff（Millwood）. 2011；30（4）：746-54.

10）Legrain S, Tubach F, Bonnet-Zamponi D, et al：A new multimodal geriatric discharge-planning intervention to prevent emergency visits and rehospitalizations of older adults：the optimization of medication in Aged multicenter randomized controlled trial. J Am Geriatr Soc. 2011；59（11）：2017-28.

11）Vicente V, Svensson L, Wireklint Sundstrom B, et al：Randomized controlled trial of a prehospital decision system by emergency medical services to ensure optimal treatment for older adults in Sweden. J Am Geriatr Soc. 2014；62（7）：1281-7.

12）Yu DS, Lee DT, Stewart S, et al：Effect of Nurse-Implemented Transitional Care for Chinese Individuals with Chronic Heart Failure in Hong Kong：A Randomized Controlled Trial. J Am Geriatr Soc. 2015；63（8）：1583-93.

13）Unroe KT, Nazir A, Holtz LR, et al：The Optimizing Patient Transfers, Impacting Medical Quality, and Improving Symptoms：Transforming Institutional Care approach：preliminary data from the implementation of a Centers for Medicare and Medicaid Services nursing facility demonstration project. J Am Geriatr Soc. 2015；63（1）：165-9.

14) Wong FK, Ng AY, Lee PH, et al：Effects of a transitional palliative care model on patients with end-stage heart failure：a randomised controlled trial. Heart. 2016；102（14）：1100-8.

15) Buurman BM, Parlevliet JL, Allore HG, et al：Comprehensive Geriatric Assessment and Transitional Care in Acutely Hospitalized Patients：The Transitional Care Bridge Randomized Clinical Trial. JAMA Intern Med. 2016；176（3）：302-9.

16) Peikes D, Chen A, Schore J, et al：Effects of care coordination on hospitalization, quality of care, and health care expenditures among Medicare beneficiaries：15 randomized trials. JAMA. 2009；301（6）：603-18.

17) Ouslander JG, Berenson RA：Reducing unnecessary hospitalizations of nursing home residents. N Engl J Med. 2011；365（13）：1165-7.

18) Kripalani S, LeFevre F, Phillips CO, et al：Deficits in communication and information transfer between hospital-based and primary care physicians：implications for patient safety and continuity of care. JAMA. 2007；297（8）：831-41.

19) Rennke S, Nguyen OK, Shoeb MH, et al：Hospital-initiated transitional care interventions as a patient safety strategy：a systematic review. Ann Intern Med. 2013；158（5 Pt 2）：433-40.

20) 宇佐美しおり, 峰　博子, 吉田智美, ほか：在宅療養移行支援（Transitional Care）における専門看護師の活動実態と評価. 看護. 2015；67（7）：78-90.

〔千田一嘉〕

索 引

在宅復帰支援
思いのほか自宅に帰れます　　　　　　　　　　　Ⓒ 2018

定価（本体 3,000 円＋税）

2018 年 4 月 13 日　1 版 1 刷

編　者　　和　田　忠　志

発　行　者　　株式会社　南　山　堂

代表者　鈴　木　幹　太

〒 113-0034　東京都文京区湯島 4 丁目 1-11
TEL 編集(03)5689-7850・営業(03)5689-7855
振替口座　00110-5-6338

ISBN 978-4-525-20751-9　　　　　Printed in Japan

A2075110101-A